民·间·传·统·医·药

15种民间中医

SHI WU ZHONG & MINJIAN ZHONGYI

特色诊疗技术

TESE ZHENLIAO JISHU

主编 刘剑锋 刘 谦

U0319583

中医古籍出版社
Publishing House of Ancient Chinese Medical Books

图书在版编目（CIP）数据

15种民间中医特色诊疗技术 / 刘剑锋，刘谦主编 . —— 北京：中医古籍出版社，2023.2

ISBN 978-7-5152-2475-6

Ⅰ.① 1… Ⅱ.①刘… ②刘… Ⅲ.①中医诊断学 ②中医治疗法 Ⅳ.① R24

中国版本图书馆 CIP 数据核字（2022）第 049515 号

15 种民间中医特色诊疗技术

刘剑锋 刘谦 主编

策划编辑 李　淳

责任编辑 李美玲

特约编辑 张凤霞

封面设计 王　磊

出版发行 中医古籍出版社

社　　址 北京市东城区东直门内南小街 16 号（100700）

电　　话 010-64089446（总编室）010-64002949（发行部）

网　　址 www.zhongyiguji.com.cn

印　　刷 北京市泰锐印刷有限责任公司

开　　本 710mm×1000mm　1/16

印　　张 17.5

字　　数 278 千字

版　　次 2023 年 2 月第 1 版　2023 年 2 月第 1 次印刷

书　　号 ISBN 978-7-5152-2475-6

定　　价 138.00 元

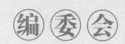

编委会

本书依托国家重点研发计划项目

项目名称：民间中医特色诊疗技术筛选
　　　　　评价与推广应用机制研究

项目编号：2019YFC1708400

挖掘中医特色诊疗技术
提升中医药服务能力

——

　　中医学是具有深厚人文知识底蕴的医学，它与现代医学从不同层次和视角去认识人体生理、病理的变化。中医学重视天人合一、整体观念、辨证论治等，认为人与自然应该和谐共生，人体的生理功能一般能适应自然界的变化，人是一个有机整体，以脏腑为中心，以经络连通皮肉筋骨、四肢百骸。在疾病诊治中采用四诊合参的方法，从病因、病位及病程等方面审证求因，据此辨识证候，进而因人、因时、因地制宜，主要利用人体自身和自然界现有物质对身体进行调理。

　　在此生命观、疾病观、健康观的认知下，产生了丰富多彩的诊断和治疗方法，如望闻问切、导引、按跷、灸炳、药物等。

　　由于历史和文化等复杂的原因，社会上对中医诊疗方法的认识本末倒置。如传统中医诊法依次为望、闻、问、切，其中望而知之谓之神，排在第 1 位，而脉诊仅是切诊的一种，排在第 4 位，但现在去看中医几乎都会首先伸出手——脉诊。治疗方法有导引、按跷、灸炳、药物等，丰富多彩，药物疗法仅排在末位，现今但凡看中医者基本都会去中药房拿几剂中药来吃。药物本身来说有内服、外用，还有多种剂型，仅《本草纲目》中就有40多种中药剂型，但现在中医临床上几乎以汤剂为主。不摸脉、不开汤药，似乎就等于没有看中医，全部本末倒置！并非脉诊、汤剂不好，而是不够。

随着中国综合国力的强大，中医药已经传播到183个国家和地区。在我国，无论是党和国家领导人还是普通百姓，相信中医的不低于70%，但使用中医的仅不到20%，这其中原因复杂。从技术层面看，服务能力不够、不能满足社会需求是重要原因之一。中医非药物的"一招鲜"特色诊疗技术，是中医的优势，很受社会欢迎，但挖掘、推广得不够。

继承、创新、发展中医药主要依靠三个方面：历代保留下来的中医古籍，现代名老中医的经验，民间通过师承、家传、自学等传承下来的传统医药。对于历代古籍，政府已经有计划地在组织挖掘、整理、利用，现代名老中医的经验继承工作也已经做得有声有色，而民间（包括民族）传统医药的整理研究工作相对来说还比较薄弱，再加上受现代西方文化、法律等的冲击，许多行之有效的民间传统医药已到濒临灭绝的境地。

中医药来自民间，民间的实践是中医药产生、发展、壮大的土壤，继承、创新、发展中医药一定不能忽视民间中医药这一源头。

纵观中医的发展历史可知，中医学是在民间实践经验的基础上，由具有文化、思想的医者加工、整理逐步形成、发展而来的，即所谓实践、认识、再实践、再认识！

因此，民间对中医的临床实践经验是我们科研中重要、鲜活的原始资料。在观察临床小样本取得较好疗效的基础上，进行相应的古籍、文献相关研究，进而开展随机、双盲、对照、多中心、大样本的临床研究，并进一步开展相关机制的实验研究及标准化等现代研究，为临床提供良好的技术和方法，提高中医药的服务能力，更好地为人类健康服务，这是件具有极大意义的事情。

将开展"中医研究"（即研究中医自身规律）与"研究中医"（即用现代科学技术和方法去研究中医）有机地结合起来，将民间中医鲜活的实践与相关古籍文献结合起来，以临床实践为基础，以服务临床为方向开展研究工作，是我个人对开展中医研究工作的一点经验。

在民间传统医学鲜活实践的基础上，发挥中医古籍文献资源的优势，开展临床研究、实验研究、标准化等现代研究工作，为临床提供安全有效的方法，是中医科研的基本方向。

世界卫生组织认为，传统医学被人们认可，在于临床效果的肯定，而临床效果应该是人们对传统医学的一般评价标准，其中的关键在于研究方法的科学性和合理性！希望更多的学院派中医及科技界其他学术领域的同仁，团结民间确有疗效的传统中医，对中医传统诊疗技术开展相关的文献、临床、实验、标准化等现代研究工作，发展中医、创新中医，让中医的优良方法为更多的人服务，进而为人类健康服务，这将是一件功德无量的事情！

刘剑锋

2021 年

于北京华天大厦 1008 室

气色形态手诊法

技术持有人——刘剑锋　刘　谦

刘剑锋，医学博士，博士研究生导师，第七批全国老中医药专家学术经验继承工作指导老师，中国中医科学院广安门医院特需门诊主任医师，中国中医科学院中国医史文献研究所副所长。

1988年，首创气色形态手诊法。1991年，发表其研究专著《观手知病——气色形态手诊法精要》（中国科学技术出版社出版）。1992年，首次明确提出手诊概念及分类，并发表研究专著《手诊》（华龄出版社出版）。1991—1995年，与《健康》杂志社合作开展全国手诊函授班，6000多人参加。1997年，完成集大成著作《观手知病——气色形态手诊法自修教程》（中国中医药出版社出版）。2001年，被《20世纪中国传统医药》列为百名中医人物第五位。2002年，发起、成立了首个国家级手诊手疗专业委员会，经卫生部、民政部批准，并任主任委员至今。2009年，主持国家中医药管理局首批（11个）中医养生保健技术标准的制定工作，并于2010年12月向国内外发布，气色形态手诊法被列入国家行业标准之中。

现任国家中医药管理局中医药传统知识保护研究中心技术研究部主任。担任国家中医药管理局首批养生保健技术标准化课题组长，是《中华人民共和国中医药法》3个立法课题负责人，国家卫生计生委卫生行业特有职业教材起草、审定专家，国家食品药品监督总局医疗器械界定评审专家，国家自然基金委同行评议专家，文化部非物质文化遗产"数字化保护标准"传统医药类标准起草人，民政部养老标准"中医部分"负责人，新闻出版总署养生保健书籍审读专家等。兼任世界中医药学会联合会中医特色诊疗研究专业委员会会长，中国老年保健医学研究会副会长，中医养生保健技术分会主任委员。

长期致力于传统民间中医药及中医传统诊疗技术的文献、临床、实验、标准化等研究与技术转化工作，主张重视传统中医及民间中医的实践，力主用现代科学技术研究中医，是气色形态手诊手疗、气色形态罐诊罐疗创始人著作权人，主持国家级、部局级科研课题9项，出版专著11部，发表论文40余篇，是国内外公认的手诊手疗、中医特色诊疗、中医养生保健技术标准化、民间传统医药研究领域的领军人物。

刘谦，医学硕士，临床医师。2021年毕业于香港浸会大学中医临床专业。本科就读于天津中医药大学中医临床传承专业。2012—2015年，于天津中医药大学第一附属医院、天津中医药大学附属保康医院和北京中日友好医院实习；2016—2019年，于中国中医科学院广安门医院完成在职人员医师规范化培训。

现就职于中国中医药科技发展中心（国家中医药管理局人才交流中心），为中国老年保健医学研究会中医养生保健技术分会常委，世界中医药学会联合会中医特色诊疗研究专业委员会常务理事。作为主编出版专著两部：《刘氏气色形态罐诊罐疗》《刘剑锋常见病手诊手疗法》。作为副主编、编委出版专著两部：《四种濒临消亡的中医特色诊疗技术》《五种濒临消亡的非药物脊柱调理技术》。是国家重点研发计划中医药现代化专项"民间中医特色诊疗技术筛选评价与推广应用机制研究"主要参与者，以第一、第二作者发表核心期刊论文10余篇。

一 基本概念

气色形态手诊法，是医生运用正常视觉，对患者一侧或双侧手的气、色、形、态进行系统、有目的地观察，以了解受术者健康状况的特色诊疗方法。

气色形态手诊法不但可以较好地诊断疾病，而且在诊断出疾病的同时，可以立即在相应部位施治，称为气色形态手疗法。

从理论上讲，中医的气血、经络理疗，现代的生物全息理论，均认为"位"与内脏之间具有"双向"性。也就是说，既然"位"上能反映内脏情况，那么有效地刺激"位"，自然能对内脏起到调节作用。从临床实践上看，事实证明本法确有疗效。

二 基本要素

望气

气色形态手诊法中所谓"望气"，就是观察手部颜色及整个手掌的光明、润泽与否。一般来说，光明、润泽为"有气"；晦暗、枯槁为"无气"。手部皮肤颜色光明润泽、无自觉症状的人，健康状况颇佳，即使有自觉症状，哪怕是较重的病症，其预后也会较好；手部"无气"之人，其身体素质并不大好，若显示的程度较重，则有患大病、重病的可能性。

找位

"位"指气色形态手诊法应该观察的手掌上的部位，是望手诊病的首要问题。

首先，要观察大的"位"。诊察女性的病症需观察其右手，诊察男性的健康情况则观察其左手，即"男左女右"，其中的道理只能以中医学或易学的理论来解释，但从临床实践来看，确有此规律。其次，确定手上的具体观察部位，即身体的健康情况，具体器官、部位在哪个位置上反映，正如《望诊遵经》所说"大凡望诊，先分部位，后观气色"，这里的"部位"就是指人体内部器官在手上的反映点，即"位"。

望色

望色，指通过对手部颜色及其变化的观察，以做出对人体健康及疾病情况的判断。

望色诊病中的"色"，分常色与病色两种。常色指健康人的手部颜色及其变化；病色指手部病理颜色及其变化。常色应该是红黄隐隐，明润含蓄，即所谓"有色""有气"。病色，一是"无气"之晦暗枯槁，二是色不应位，三是某色独呈，四是鲜明暴露。

望形态

形态指的是在手的某"位"上显现出的气色的视觉形状与状态，主要包括凸、凹、浮、沉、微、甚、散、抟八种。

凸：手部特定部位的一个或几个"位"上，气色斑点形态较周围皮肤凸起。这种凸起，可以是真的有东西高出皮肤表面，也可以只是有视觉状态下的凸起。提示：一是曾患或正患慢性病，二是有占位病变——肿瘤，分良性与恶性。

凹：手部特定部位上的气色斑点形态较周围皮肤低。凹的形态，大多数情况下是真的凹陷。提示：一是脏器萎缩，二是手术瘢痕。

浮：手部特定部位上的气色斑点显现于皮肤之间，位置比较表浅。提示：病程短，病位浅，病情轻。

沉：手部特定部位的气色斑点显现位置在皮肤深处。提示：相应脏器的病变部位较深较里。一般的慢性病、重症、危症均属于里证，大多病情重、预后不良。

微：手部特定部位的气色斑点颜色较浅淡。提示：该位上的相应脏器功能不足，正气虚。

甚：手部特定部位的气色斑点颜色深而重。提示：邪气实。

抟：手部特定部位的气色斑点中色点比较密集，甚至密不可分。提示：病情加重，无缓解的趋势。

三 优 势

简单直观

望手诊病不需要借助任何仪器，只凭医生视觉器官直接获取信息，并即刻运用思维器官进行分析综合，及时做出判断，既不需要任何设备，又无特殊要求，有较好的光线即可。

无损伤

气色形态手诊法，从临床实际应用情况看，既能定位、定性诊断，不容易误诊，又没有损伤性。当今世界医学的总趋势是寻求病症预防，早期无损伤诊断以及运用低温、无毒自然药物和非药物治疗。气色形态手诊法，显然符合这个总趋势。

经济实用

气色形态手诊法，诊察快，熟练掌握后，一般只需1分钟左右即可完成对一个人的健康状况的诊察。时间就是金钱，其经济性也是显而易见的。

超前诊断

《黄帝内经》提出了"圣人不治已病治未病"的观点。高明的医生，不应该在患病以后再治疗，而应该在病形成前——"未病"时就想办法，将疾病消灭于无形。《素问·玉机真脏论》记载"凡治病，察其形气色泽……乃治之，无后其时"，说明在诊治疾病过程中，观察人的气色形态变化也很重要。根据古人的论述和现代临床实践的验证，气色形态手诊法具有"超前诊断"的特点。

容易普及

气色形态手诊法，具有较强的规律性。从位——手图上讲，不管男女老幼，不管是中国人还是外国人，也不管是黑种人、白种人还是黄种人，人体脏器的反映点和区域，具有相同的规律性，容易记忆和掌握。而其相的内容——气、色、形态的变化，又有一个系统、完整的概念和标准。在对疾病的判断上可以据此单独进行中医、西医的辨证认病的工作。

实践性强

气色形态手诊法是从长时间的临床实践中总结、摸索、归纳出来的方法，而不是一种纯理论性假说，也无任何迷信色彩。在学习和应用该方法时也要注重实践。气色形态手诊法是医学诊断学的一个分支，来不得半点虚假，它的结论总要被实践一一验证。

可以同时得出中医、西医两个诊察结果

中医学的辨证论治注重整体，起到了执简驭繁的作用，如头痛、血压升高、胁肋痛，这看似毫无联系的三个病症，可能中医全部辨证为"肝阳上亢"，从而用基本相同的方药。原因在于，虽然其症状不同，但内在病理机制是相同的。气色形态手诊法，可以同时体现中西医两种思维。

提高临床疗效，使中医诊断客观化

不论男女老幼，不论人种，都按照统一的规律和标准（"位""相"）来进行判断。病变的部位就是在其相应的区域上，病变的性质根据气色形态的变化即可得出。中医阴阳理论、五行生克、脏腑情况等，都明明白白地写在手上，临床应用时，只是如何去分析、判断的问题。

四 操作步骤与要求

施术前准备

❶ 光线

宜采用室内、自然光，光线明暗适当。

❷ 受术者手部的清洁

注意使受术者的手掌保持清洁，表面有污垢者，可用毛巾或湿纸巾等进行清洁，并去除装饰品。

❸ 温度

室内温度应在18℃～28℃，受术者在此环境下安静休息10分钟以上。

❹ 受术者姿势

坐姿，上肢洗净伸直并轻度外展，放松，保持手掌与心脏在同一水平。

观察顺序

❶ 观察手掌

对手掌上的反应区进行观察，按照解剖学的系统归类对气色形态手诊对应部位进行观察，顺序为：呼吸系统、消化系统、泌尿生殖系统、心脑血管系统、其他部分等。

❷ 观察手背

对手背诊察时，采用先颈椎后腰椎的顺序。

观察要素

❶ 位

气色形态手诊的手部特定部位划分，以几何学理论及手部体表标志等为依据，将手掌、手背分为与内脏、器官对应的特定区域，大致为呼吸系统、消化系统、循环系统、泌尿生殖系统、运动系统、神经系统等。

❷ 相

（1）气

光明、润泽为"有气"，晦暗、枯槁为"无气"。

（2）色

常色：健康状态下，位上所呈现的皮肤颜色。

病色：人体脏腑器官出现病理变化后，位上所呈现的皮肤颜色改变，分为白、红、棕、青、黑。

（3）形态

形态包括凸、凹、浮、沉、微、甚、散、抟。

结果告知

告知受术者观察结果，并提供相应的保健建议。对一些可能存在的重大疾病，采取谨慎的态度，不要单纯依靠气色形态手诊诊断，建议做进一步的相关检查。

五 临床常见疾病手诊

冠心病

【手诊位置】

在大拇指根部中心区域及大鱼际的左心、右心区（图1-1）。

【典型症状】

早期可无任何症状，仅表现为做心电图检查时有异常 ST-T 段改变；也可表现为剧烈运动或重体力劳动后，出现心绞痛症状，休息或服用药物后可迅速缓解。

【手诊征象】

以下2种情况，出现1种即可诊断为冠心病：

（1）大拇指根部中心区域，可见一明显的质地较硬的、扭曲的血管凸起（图1-2）；

（2）左右心区出现红色或者棕色的斑点（图1-3）。

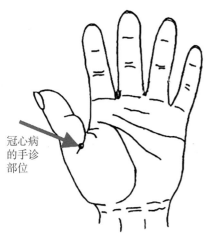

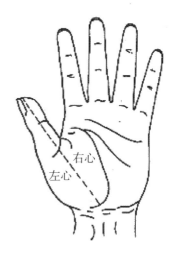

图 1-1

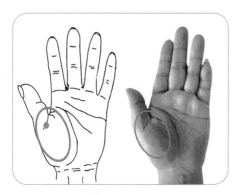

图 1-2

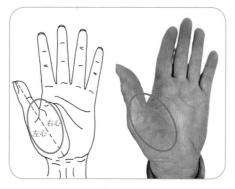

图 1-3

血脂异常

【手诊位置】

血脂异常的手诊位置，反映在整个手掌区域。

【典型症状】

一般多无临床症状，仅在查体时发现。

【手诊征象】

血脂异常表现为整个手掌气色偏暗红或暗红而亮，有的患者全掌无明显斑点，仅在冠状动脉区及脑血管区呈青暗色（图 1-4）。

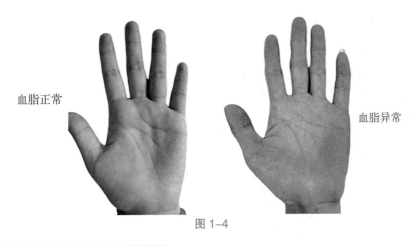

血脂正常

血脂异常

图 1-4

颈动脉粥样硬化病变

【手诊位置】

中指近掌节的竖直平分线左侧或右侧的脑血管区（图 1-5）。

【典型症状】

早期颈动脉粥样硬化病变患者大多无临床症状或仅有轻微的不典型症状，如头晕、头痛等，不易被发现。随着病情加重，逐渐出现管腔的狭窄达到 50% 以上，可能会出现黑蒙、一过性晕厥、短暂性脑缺血发作，以及轻微脑梗死等症状；严重者甚至会出现脑血栓形成、脑出血的症状。

【手诊征象】

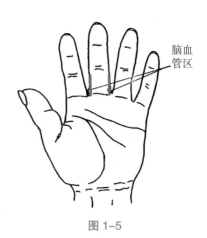

脑血管区

图 1-5

中指近掌节的竖直平分线左侧或右侧的脑血管区出现青色血管，并且血管长度超过中指近掌节的 1/3。

过敏性鼻炎

【手诊位置】

鼻的手诊位置，在中指与手掌交界线中点的略下方（图 1-6）。

【典型症状】

主要表现为鼻痒、打喷嚏、流清涕及鼻塞等。

【手诊征象】

过敏性鼻炎患者鼻的手诊位置有青色的斑点；季节性过敏性鼻炎患者在青的颜色之上，有白或红的点；常年性过敏性鼻炎患者则青色偏暗。

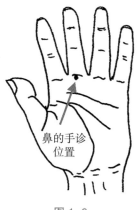

鼻的手诊位置

图 1-6

咽喉炎

【手诊位置】

咽喉的手诊位置，在中指竖直平分线与手掌感情线的交点处（图 1-7）。

【典型症状】

咽炎、喉炎常同时发病，患者主要有咽喉部发干、发痒、有异物感及疼痛等症状。

【手诊征象】

急性咽炎、喉炎患者的咽喉手诊部位有白色或花白的斑点；慢性咽炎、喉炎患者的咽喉手诊部位有凸起的黄色或暗红色斑点。

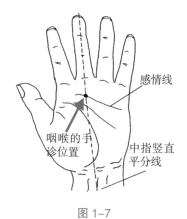

感情线

咽喉的手诊位置

中指竖直平分线

图 1-7

慢性胃炎

【手诊位置】

胃的手诊位置，在手掌的中心部位，范围比较大，但向上不过食道，向左不过生命线，约占整个手掌中心段的 2/5，以无名指边缘线为准，或者至标准头脑线终点（图 1-8）。

【典型症状】

主要表现为上腹部的慢性疼痛及消化不良等症状。一般为饭后上腹部感觉不适，有饱胀及压迫感，嗳气后觉舒服，有时还伴有恶心、呕吐、反酸及胃痛。

【手诊征象】

在胃的手诊位置分布较为疏散的白点，但颜色很淡，不清晰，需要很仔细才能辨别出来。

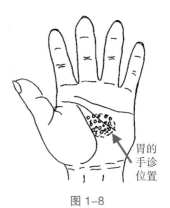

胃的手诊位置

图 1-8

肾结石

【手诊位置】

肾结石的手诊位置，在肾区。肾的手诊位置在手掌区下 1/3 处，中指竖直平分线左右两侧（图 1-9）。

【典型症状】

主要表现为疼痛和血尿。

【手诊征象】

肾脏有结石的患者，其肾的手诊位置处有沙砾状、不规则、颜色发暗或发亮的斑点，形态周边不规整而似凸起。

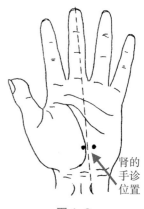

肾的手诊位置

图 1-9

失眠、多梦、疲劳、困乏

【手诊位置】

失眠、多梦、疲劳、困乏的手诊位置，在手掌食指近掌节的线状区域及该段下方。

上方食指根节处是失眠、多梦区；下方掌指横纹线以下，生命线以上的区域为疲劳、困乏区（图 1-10）。

【手诊征象】

在手诊位置有白色或花白色斑点。若斑点色泽偏红偏暗，一般为失眠症状较重；若有黄色老

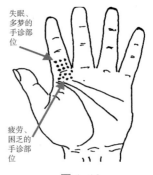

失眠、多梦的手诊部位

疲劳、困乏的手诊部位

图 1-10

茧样皮肤纹理呈现，则表示患者长期受失眠多梦困扰。

高血压

【手诊位置】

高血压的手诊位置，在中指近掌节左侧线状区域（图1-11）。

【手诊征象】

在手诊位置有白色、暗红色或黄色凸起的斑点。

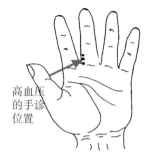

高血压的手诊位置

图1-11

糖尿病

【手诊位置】

糖尿病的手诊位置，在手掌小鱼际处，阑尾手诊位置（在手掌小鱼际下1/3区域的中间部位）的下方（图1-12）。

【典型症状】

主要表现为多饮、多尿、多食和消瘦。严重高血糖时出现典型的"三多一少"症状，多见于1型糖尿病。发生酮症或酮症酸中毒时"三多一少"症状更为明显。疲乏无力、肥胖多见于2型糖尿病。2型糖尿病患者发病前常有肥胖，若得不到及时诊治，体重会逐渐下降。

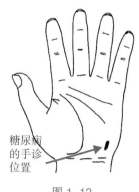

糖尿病的手诊位置

图1-12

【手诊征象】

糖尿病的手诊征象根据症状不同而有分别。如手诊位置呈暗黄色，则患者多尿；若呈白色，则患者多饮；若呈现一片红色，则患者通常多食。

六 注意事项

1.皮肤颜色较深者，手诊的准确率会受到一定程度影响。

2. 手部有皮肤病，如银屑病、烫伤、烧伤等，对观察该部位的皮肤颜色有影响，不宜进行气色形态手诊。

3. 手诊部位上的胼胝会对观察皮下颜色产生影响。

4. 与受术者语言交流时，言语应简练、无歧义，避免给受术者造成心理上的负担。

七 典型案例

案例一

冉某，男，59岁，于2021年9月16日就诊。

主诉：自汗，反复外感3年。

现病史：患者3年前因劳累出现自汗畏寒，反复外感，口服中药后，症状无明显改善，为求进一步诊治，遂来就诊。现症见：口干无多饮，口苦，自汗，双下肢发凉，胸闷，心悸，背部畏寒，纳眠可，小便调，大便黏，2～3日一行，舌红苔黄腻少津，脉滑数。

既往史：糖尿病20余年，血糖控制尚可；冠心病1年；肺结节术后；肝囊肿。

处方：见图1-13。

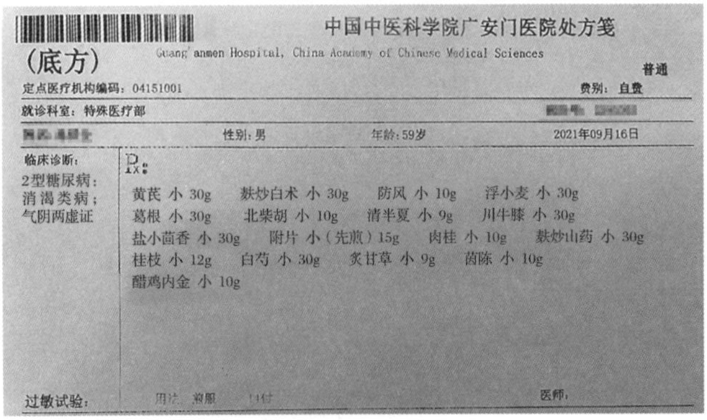

中国中医科学院广安门医院处方笺
(底方)
Guang'anmen Hospital, China Academy of Chinese Medical Sciences
普通
定点医疗机构编码：04151001　费别：自费
就诊科室：特殊医疗部
性别：男　年龄：59岁　2021年09月16日
临床诊断：
2型糖尿病；
消渴类病；
气阴两虚证
Rx：
黄芪 小 30g　麸炒白术 小 30g　防风 小 10g　浮小麦 小 30g
葛根 小 30g　北柴胡 小 10g　清半夏 小 9g　川牛膝 小 30g
盐小茴香 小 30g　附片 小（先煎）15g　肉桂 小 10g　麸炒山药 小 30g
桂枝 小 12g　白芍 小 30g　炙甘草 小 9g　茵陈 小 10g
醋鸡内金 小 10g
过敏试验：　用法 煎服　14付　医师：

图 1-13

【手诊】

双手掌小鱼际糖尿病区呈红色，提示患者血糖偏高。右手心慌手诊位置有青色斑点，心区发红（图1-14）。

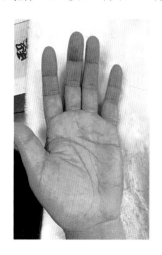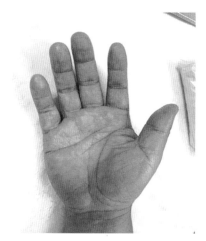

图1-14

案例二

袁某，男，47岁，于2021年9月2日就诊。

主诉：咳嗽，畏寒，晨起头晕，入睡困难。

现病史：眠差，每天睡眠约1～2小时，大便稀，每日2次，舌红，苔白黄厚腻。

既往史：年少时摔倒左肾破裂后切除。

处方：见图1-15。

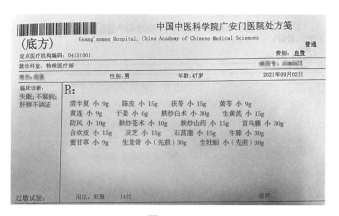

图1-15

二诊（2021年9月30日）：患者诉之前几乎彻夜不眠，现睡眠较前改善，夜间3点左右易醒。自述性功能差，大便不成形，每日2次，舌红，苔略黄腻。处方见图1-16。

【手诊】

左肾区有一凹陷（图1-17）。

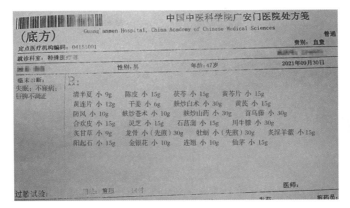

图1-16

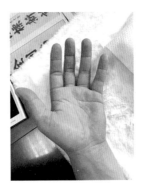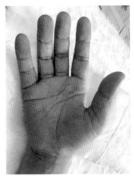

图1-17

案例三

杨某，男，61岁，于2021年4月1日就诊。

主诉：咳嗽，气短。

现病史：肺纤维化，口服甲泼尼龙15 mg，每日1次。现症见：消瘦，大便正常。

处方：见图1-18。

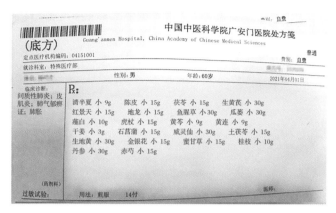

图 1-18

【手诊】

左手肺区可见黄白相间的斑点（图 1-19）。

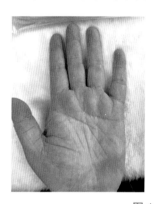 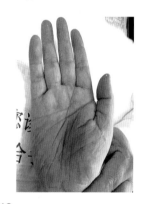

图 1-19

案例四

刘某，男，68 岁，于 2021 年 9 月 2 日就诊。

主诉：1 周前突然夜间剧烈咳嗽，痰中夹血。

现病史：患者曾于 2 个月前出现肺部积水。1 周前夜间咳嗽剧烈，晨起发现痰中夹淡红色血，气促气短，自觉心区压力大，遂于医院检查显示双肺感染性病变伴有积液（考虑心衰所致），住院治疗 5 天。小腿水肿（服呋塞米、螺内酯、托拉塞米等利尿剂），脉搏较快，夜间无法入眠。超声心动显示二尖瓣中重度反流。经中西医治疗现肺部积水较少，心律失常，期前收缩，纳差，便秘，舌质暗，苔白腻。

既往史：原发性高血压（受情绪影响明显）。

处方：见图1-20。

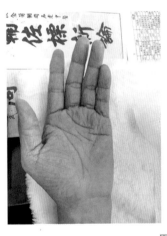

图1-20

【手诊】

双手肺区可见红白相间斑点，提示肺部炎症。左手中指近掌节桡侧高血压区有白色斑点，提示高血压（图1-21）。

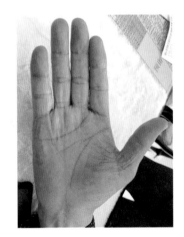

图1-21

案例五

齐某，男，58岁，于2021年9月30日就诊。

主诉：常年自觉疲劳，畏风畏寒，咳嗽。

现症见：受凉吹风后打喷嚏，咳嗽，夜间头汗出，小便多，偶有气喘、心慌，舌体大质红，苔白略黄。

辅助检查：甘油三酯2.10 μmol/L（0.48 ~ 1.88 μmol/L），血糖7.46 μmol/L，

尿酸 430 μmol/L（202 ～ 416 μmol/L）。

处方：见图 1-22。

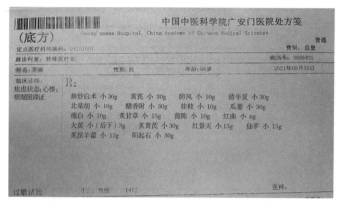

图 1-22

【手诊】

双手掌气色偏暗红，提示患者血脂偏高（图 1-23）。

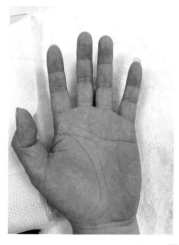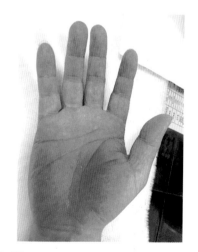

图 1-23

案例六

范某，女，46 岁，于 2021 年 9 月 2 日就诊。

主诉：食后胃胀，纳差。

现病史：胃癌术后，病理显示为低分化。现食后胃胀，纳差，大便不成形。

家族史：父亲患胃癌去世。

处方：见图 1-24。

中国中医科学院广安门医院处方笺

Guang'anmen Hospital, China Academy of Chinese Medical Sciences

（医保/公疗）

（底方）

普通

定点医疗机构编码：04151001

收费类别：医保

就诊科室：特殊医疗部

性别：女　　　　　年龄：46　　　　　2021年09月02日

临床诊断：
癌症；癌类病；
气虚血瘀证

Rx:

清半夏 小 9g　　陈皮 小 15g　　茯苓 小 15g　　黄连 小 6g

黄芩 小 6g　　干姜 小 6g　　九香虫 小 10g　　麸炒枳实 小 10g

姜厚朴 小 10g　　生黄芪 小 30g　　当归 小 15g　　柴胡 小 10g

升麻 小 6g　　麸炒白术 小 15g　　麸炒山药 小 15g　　蜜甘草 小 6g

过敏试验：　　用法：煎服　　14付　　　　　　医师：

图 1-24

【手诊】

左手胃区有条状凹陷，提示胃癌术后。右手食指近掌节的线状区域及下方有花白色斑点，提示患者或伴有失眠多梦、疲劳困乏等症状（图 1-25）。

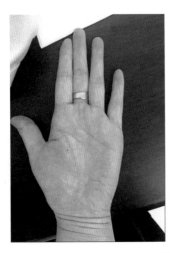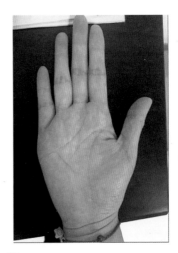

图 1-25

案例七

金某，女，44 岁，于 2021 年 6 月 30 日就诊。

主诉：头晕，心慌，眠差。

现症见：小便黄赤，时有大便不成形，舌红，苔白厚腻。

既往史：甲状腺结节、乳腺结节、子宫肌瘤。

处方：见图 1-26。

中国中医科学院广安门医院处方笺
Guang'anmen Hospital, China Academy of Chinese Medical Sciences

（底方）

（医保/公疗）
普通

定点医疗机构编码：04151001

收费类别：实时刷卡

就诊科室：特殊医疗部

性别：女　　年龄：44　　2021年06月03日

临床诊断：
失眠：非毒性多
个甲状腺结节；
失眠：肝气郁结
证

Rx：
桂枝 12g　　蜜甘草 12g　　柴胡 10g　　醋香附 30g
郁金 10g　　石菖蒲 15g　　党参 30g　　生黄芪 30g
升麻 6g　　麸炒白术 15g　　山药 30g　　茯苓 15g
皂角刺 10g　　生龙骨（先煎）30g　　生牡蛎（先煎）30g

（药剂科）

过敏试验：　　用法：煎服　　14付　　医师：

图 1-26

【手诊】

双手心慌手诊位置分布有青色斑点，提示患者有心慌症状。右手食指失眠的手诊位置有白色斑点（图 1-27）。

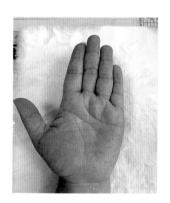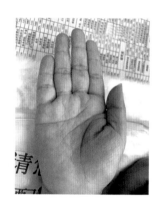

图 1-27

案例八

郭某，男，35 岁，于 2021 年 4 月 15 日就诊。

主诉：痛风 2 年，踝关节及大拇趾肿痛。

现症见：腰腿怕凉，口气重，大便偏稀，舌淡暗，苔薄黄稍腻。

处方：见图 1-28。

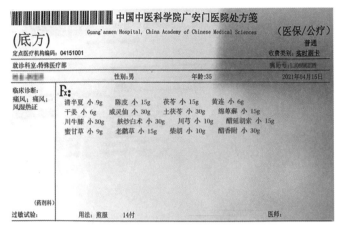

图 1-28

【手诊提示】

双侧手掌大鱼际风湿手诊位置呈现暗青色，提示腰腿疼痛（图 1-29）。

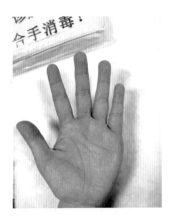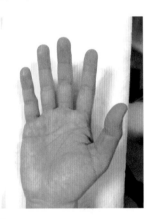

图 1-29

案例九

董某，女，56 岁，于 2021 年 4 月 8 日就诊。

主诉：失眠 8 年余，服佐匹克隆助眠。

现症见：胃痛 3 年，诊断为糜烂性胃炎，进食困难，怕酸、甜、冷食物，口气重，平躺后胃部胀痛，不矢气，舌淡红，苔黄。

处方：见图 1-30。

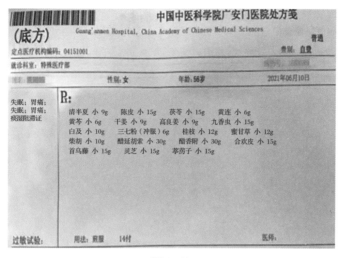

图 1-30

【手诊提示】

失眠、多梦、疲劳、困乏的手诊位置有偏红偏暗斑点，提示失眠症状较重。双手胃区手诊位置分布有大白点，提示有胃部炎症（图 1-31）。

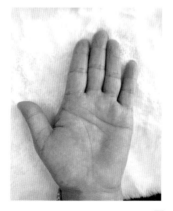 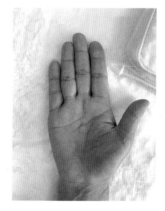

图 1-31

"刘剑锋教授手诊手疗
罐诊罐疗"公众号

刘氏气色形态罐诊罐疗

技术持有人——刘剑锋　刘　谦

刘剑锋，医学博士，博士研究生导师，第七批全国老中医药专家学术经验继承工作指导老师，中国中医科学院广安门医院特需门诊主任医师，中国中医科学院中国医史文献研究所副所长。

1988年，首创气色形态手诊法。1991年，发表其研究专著《观手知病——气色形态手诊法精要》（中国科学技术出版社出版）。1992年，首次明确提出手诊概念及分类，并发表研究专著《手诊》（华龄出版社出版）。1991—1995年，与《健康》杂志社合作开展全国手诊函授班，6000多人参加。1997年，完成集大成著作《观手知病——气色形态手诊法自修教程》（中国中医药出版社出版）。2001年，被《20世纪中国传统医药》列为百名中医人物第五位。2002年，发起、成立了首个国家级手诊手疗专业委员会，经卫生部、民政部批准，并任主任委员至今。2009年，主持国家中医药管理局首批（11个）中医养生保健技术标准的制定工作，并于2010年12月向国内外发布，气色形态手诊被列入国家行业标准之中。

现任国家中医药管理局中医药传统知识保护研究中心技术研究部主任。担任国家中医药管理局首批养生保健技术标准化课题组长，是《中华人民共和国中医药法》3个立法课题负责人，国家卫生计生委卫生行业特有职业教材起草、审定专家，国家食品药品监督总局医疗器械界定评审专家，国家自然基金委同行评议专家，文化部非物质文化遗产"数字化保护标准"传统医药类标准起草人，民政部养老标准"中医部分"负责人，新闻出版总署"养生保健书籍"审读专家等。兼任世界中医药学会联合会中医特色诊疗研究专业委员会会长，中国老年保健医学研究会副会长，中医养生保健技术分会主任委员。

长期致力于传统民间中医药及中医传统诊疗技术的文献、临床、实验、标准化等研究与技术转化工作，主张重视传统中医及民间中医的实践，力主用现代科学技术研究中医，是气色形态手诊手疗、气色形态罐诊罐疗创始人著作权人，主持国家级、部局级科研课题9项，出版专著11部，发表论文40余篇，是国内外公认的手诊手疗、中医特色诊疗、中医养生保健技术标准化、民间传统医药研究领域的领军人物。

刘谦，医学硕士，临床医师。2021年毕业于香港浸会大学中医临床专业。本科就读于天津中医药大学中医临床传承专业，2012—2015年，于天津中医药大学第一附属医院、天津中医药大学附属保康医院和北京中日友好医院实习；2016—2019年，于中国中医科学院广安门医院完成在职人员医师规范化培训。

现就职于中国中医药科技发展中心（国家中医药管理局人才交流中心），为中国老年保健医学研究会中医养生保健技术分会常委，世界中医药学会联合会中医特色诊疗研究专业委员会常务理事。作为主编出版专著两部：《刘氏气色形态罐诊罐疗》《刘剑锋常见病手诊手疗法》。作为副主编、编委出版专著两部：《四种濒临消亡的中医特色诊疗技术》《五种濒临消亡的非药物脊柱调理技术》。是国家重点研发计划中医药现代化专项"民间中医特色诊疗技术筛选评价与推广应用机制研究"主要参与者，以第一、第二作者发表核心期刊论文10余篇。

一 基本概念

气色形态罐诊法

气色形态罐诊法是指施术者运用视觉，对经特殊罐具吸拔于受术者背部体表特定部位所产生罐印的气、色、形态进行系统、有目的的观察，以了解人体健康状况，进而对身体状态进行中医辨证和西医诊病的一种辅助诊断方法。

气色形态罐疗法

气色形态罐疗法由刘剑锋教授首次提出，是指施术者以气色形态罐诊结论为依据，在中医、西医理论指导下，于脏腑和器官的特定反应区以及中医相关穴位上进行吸拔等刺激，使该区的气、色、形态发生相应变化，从而调整和改善机体相应脏腑器官健康状况的一种不侵入人体皮肤的物理治疗方法。

二 基本要素

气色形态罐诊的基本要素

❶ 位

人体解剖概念上的脏腑和器官在背部体表特定部位通过特殊罐具吸拔后的反应区（图 2-1）。

在背部正中线上，从大椎穴到长强穴等距离排列 9 个罐。罐所在位置分别代表肺区、心区、胆区、胃区、大肠区、小肠区、左肾区、右肾区、膀胱区；在第 3、4 罐（胆区与胃区）连线的中点，左、右各旁开 3 寸，分别代

表脾区、肝区。(注：大椎穴位于第 7 颈椎棘突下凹陷处，长强穴位于臀沟分开处）

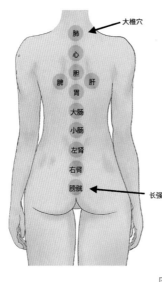

各区所代表脏腑器官

肺：鼻、气管、支气管、肺、甲状腺

心：大脑、心脏、颈椎

胆：胆管、胆囊

胃：幽门、贲门、胃、十二指肠

大肠：大肠、胰腺、口腔、十二指肠

小肠：小肠、十二指肠

左肾：腰椎、右下肢、左肾

右肾：腰椎、左下肢、右肾

膀胱：膀胱、前列腺、卵巢、尿道、
　　　子宫、痔疮

肝：脑、肝、乳房

脾：血压、脾、乳房

图 2-1

❷ 相

相是观察的意思，即观察位上气、色、形态的变化。

（1）气

气是身体功能的综合表现，反映体质的强弱。

气色形态罐诊法的判断标准：罐印红润光泽为有气，表明身体功能良好；暗而枯槁为无气，表明身体免疫功能低下。如果红润光泽超过了正常标准，则是血液成分如血脂、血液黏稠度偏高。

（2）色

色是指在用罐具吸拔过程中及起罐后，施术部位皮肤显现的颜色，分为常色与病色。

常色指健康人罐印的颜色及其变化，表现为起罐后呈粉红色或微黄而红润，并很快恢复到吸拔前的皮肤颜色。

病色指人体在疾病状态下，罐印所显现的颜色及其变化，表现为青、红、白、黄、紫、黑等六类色，并且不会在起罐后立即恢复到吸拔前的皮肤颜色。

这种病理颜色的恢复时间因体质和病情不同而有差异，病理颜色恢复快，说明体质好或病情轻；反之，则表明体质差或病情重。

吸拔后皮肤出现的六类病理颜色分别提示不同的中医证候及西医病理变化（表2-1）。

表2-1　病色对应的中医证候及西医病理

病色	中医证候	西医病理
青	寒证、痛证、风湿	循环不良
红	热证、燥证	炎症、出血点
白	虚证、寒证	免疫功能低下、供血不足
黄	湿证	过量服用药物、保健食品等
紫	气滞血瘀证	慢性炎症、栓塞、梗死、肿瘤
黑	血瘀证、肾虚证、痛证	陈旧性疾病

（3）形态

形态是指气、色斑点在视觉下呈现的状态。主要有以下几种：

凸：气色斑点较周围凸起，提示有慢性炎症、增生、肿瘤等。水疱是凸中一种比较明显的表现，中医辨证常表明对应部位有湿，其中颜色清白为寒湿，黄色为湿热。若水疱内含血丝，血色淡为气血虚弱，紫红而暗为血瘀，黄色为服药太多。（注意：不正确的操作，也可以导致水疱的产生，这种水疱显然不宜从以上的病理意义上讨论）

凹：斑点较周围呈凹陷状，提示对应部位脏器功能萎缩，或曾经手术切除。

凸凹互见，有亮点：考虑结石。

雾状：有雾状水珠附着在罐内壁上，中医提示体内有湿寒之气，西医对应炎症。

水印状：拔罐结束几个小时后，整个罐印像漂浮于水中，中医提示体内有寒湿之气，西医对应炎症。

毛孔开合：毛孔粗大提示受风邪侵扰，毛孔闭合提示对应部位功能低下。

点状：气色斑点呈点状排列，提示疾病初起，病程短。

片状：气色斑点呈片状集中分布，提示局部有炎症病变。

条索状：气色斑点呈条索状，提示该斑点对应器官有梗死或增生。

圈状：气色斑点呈圆圈状，提示有慢性疾病，根据对应部位结合医学知识可判断。

特殊图形：个别人会出现比较奇怪的图形，表明身体有特殊情况。

气色形态罐疗的基本要素

气色形态罐疗法的操作，亦需掌握三个要素：一是手法，二是部位，三是时间。其中，最为关键的是拔罐部位的选择。气色形态罐疗法选取吸拔部位的原则不同于一般中医的拔罐疗法，其施术部位是以背部拔罐诊断时出现病理气色形态的反应区为主，以中医辨证的经络、穴位为辅。

❶ 手法

（1）常用拔罐手法

常用拔罐手法包括留罐法、闪罐法、走罐法、药罐法、针罐法、针后拔罐法、刺络拔罐法、艾灸拔罐法、刮痧拔罐法、按摩拔罐法等。

（2）拔罐补泻手法

中医认为，疾病的进程就是人体正气与邪气互相斗争的过程。正邪斗争的胜负，决定着疾病的进退。邪胜于正则病进，正胜于邪则病退。因而治疗疾病，就是扶助正气、祛除邪气，改变邪正双方的力量对比，以有利于疾病向痊愈方向转化，正如《素问·通评虚实论》所言："邪气盛则实，精气夺则虚。"对于治疗方法，《灵枢·经脉》指出"盛则泻之，虚则补之，热则疾之，寒则留之，陷下则灸之，不盛不虚，以经取之"。因此，根据这一原则，气色形态罐疗法大体上可分为补法、泻法和平补平泻法三种。

补法：一般选用小罐或中罐，轻拔（吸拔力小），疏排，顺经走罐，刺激量小，留罐时间不宜太长。例如：阳气不足的虚寒性腹痛、便溏、畏寒、肢冷等，可选用中小号罐，吸拔力中等，稀疏排罐，拔罐部位能充血见到红印即可，以达到温通经络、助阳散寒的治疗效果。还可酌情选用灸罐、药罐等方法配合应用。

泻法：一般选取大罐或中罐，重拔（吸拔力大），密排，逆经走罐，刺激量大，留罐时间较长。例如：邪郁肌表、表邪盛者，出现发热、恶寒、头身疼痛等，可选用大罐或中罐，重拔留罐，以皮肤出现瘀紫为度，以发表散寒；热实之证，还可结合针罐、放血或叩刺法，大罐吸拔，以泻邪热。

平补平泻法："不盛不虚"即是虚实不明显的疾病，拔罐时可采用平补平泻的方法。平补平泻法介于补、泻方法之间，选取中罐或小罐，吸拔力中等，刺激量以局部皮肤达到充血出现红色为宜，临床应用较多。

❷ 部位

拔罐位置的选取，应注重"一部两位"原则。一部，即是指皮部。两位，包括气色形态罐诊法的反应区和穴位。因此，首先应根据气色形态罐诊法，明察五脏六腑肢节的气血盛衰状况，了解何邪为患，何脏受损。

一方面，可选择气色形态出现病理改变的位，直接进行吸拔调理。具体操作时，常常采用围罐法，即以气色形态出现病理改变的位为中心拔罐区，其上下左右再各吸拔一罐，共计5个罐进行调理。

另一方面，可根据病变脏腑所行经络，选择相应的皮部、腧穴进行拔罐。一般而言，适度地刺激腧穴对人体具有良性调节作用，能疏通经络，调理气血，调整脏腑功能。有些腧穴更适宜补虚，多用于虚证，如关元、气海、命门、大椎、足三里等穴，若对其进行拔罐或用灸罐、药罐，则具有补益气血、强壮身体的作用。有些腧穴更适宜泻实，多用于实证，如十宣、涌泉、少商、大椎、丰隆等穴，对其运用针罐法，具有泻热开窍、降气化痰的作用。

❸ 时间

（1）留罐时间

留罐时间可根据年龄、体质、部位、病证、拔罐目的等情况而定，一般为5～20分钟。对于皮肤反应敏感、身体虚弱者，或遇老人和儿童以及肌肉薄的拔罐部位（如头部、胸部、背部），则留罐时间不宜过长。对于身体壮实、实证患者以及肌肉丰厚的拔罐部位（如臀部、大腿部），拔罐时间可略长。

（2）拔罐间隔与施术周期

拔罐间隔按施术局部皮肤颜色和受术者机体状态变化情况决定。对同一部位的拔罐应隔日1次，一般以拔罐7～10次为1个周期，2个周期之间应间隔 3 ～ 5 天（或等罐印消失）。

因此，为了保证气色形态罐疗法良好的临床疗效，我们不仅要学会拔罐的一般操作，还应根据气色形态罐诊的结果，在中医辨证的基础上选取反应区和有效腧穴，正确地施用补泻手法，并把握好适当的拔罐时间。

三 基本操作

材料准备

1. 根据气色形态罐诊罐疗的要求，使用气色形态罐诊罐疗仪（图 2-2）。气色形态罐诊罐疗仪主要包括罐（4 种型号）、抽气枪、自主管（图 2-3）。

2. 消毒用品：棉签、75％的医用酒精。

3. 治疗床。

4. 计时器。

5. 棉单。

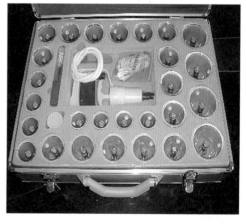

图 2-2

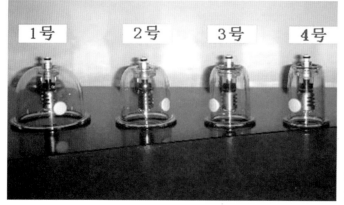
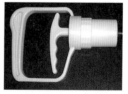
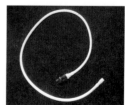

图 2-3

施术前准备

❶ 环境要求

室内环境温度不低于 25℃，光线充足，注意避风，保持清洁卫生。

❷ 选择罐具

罐诊：选择 2 号罐 11 个，建议使用同种颜色磁头的罐，最好用银色磁头罐（图 2-4）。

罐疗：根据受术者实际情况进行相应的罐具选择。

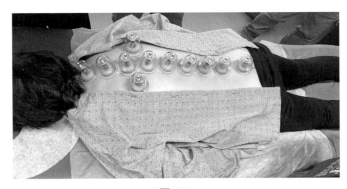

图 2-4

❸ 施术者准备

施术者在进行操作前，将双手及所用罐具进行消毒，保持手温适中。

❹ 受术者准备

受术者应于饭后半小时施治，俯卧位，充分暴露整个背部，取下颈部饰品，保持放松状态。

施术手法

❶ 拔罐

一只手握住罐体，另一只手快速拉动抽气枪柄，满程快速抽拉 3 次，使罐内形成负压。次数需根据受术者耐受力综合考虑，吸拔后询问受术者感觉以及是否首次拔罐等，以能耐受为度。待皮肤被吸起并与罐内磁头接触后，轻轻旋转提拉抽气枪，使之与罐具脱离即可。为保持吸拔力度，可以将抽气阀向下轻按一下。

❷ 留罐

留罐时间 5 ~ 7 分钟，皮肤颜色深者留罐 8 分钟，最多不超过 10 分钟。

❸ 起罐

按照从上往下的顺序，提起罐顶部的放气杆，待气放净后，再轻轻活动罐体，将罐取下。在起罐的瞬间，认真细致地观察每个反应区的气、色、形态，以宏观了解其健康状况。

四 常见反应与处理方法

在进行拔罐疗法过程中，拔罐区域必然会出现一些反应，可分为正常反应和异常反应两个方面。

正常反应

在罐诊罐疗中，由于罐具的负压吸引作用，局部软组织隆起于罐口平面以上，患者会感觉到局部有牵拉发胀感，或发热、温暖、凉气外出、舒适轻松感等。

留罐时间长短或拔罐手法不同，如提罐、摇罐、转罐等，其反应程度亦不尽相同。拔罐后，拔罐区（局部）的软组织一般可呈现潮红、紫红色（瘀斑色），或出现丹痧（小点状、紫红色疹子）。起罐后，拔罐区局部皮肤上的这些变化可能维持一至数天，保留时间越长越好。这些不仅是气色形态罐诊法赖以诊断疾病的重要依据，还属于气色形态罐疗法的治疗效应，是疾病趋向好转的征兆。

根据局部（拔罐区）的反应情况，医生可进行诊断和辅助诊断疾病。例如中医认为，拔罐后出现水疱、水肿、水气过多者，提示患湿证；出现深红、紫黑或丹痧，或触之微痛兼见身体发热者，提示患热毒证，身体不发热者，提示患瘀血证；皮色不变，触之不温者，提示患虚寒证；微痒或出现皮纹，提示患风证。如采用刺络拔罐法，吸出的液体又可表现出不同的情况。一般认为，鲜血显示病情较轻，黑血或瘀块显示瘀阻较重，黄水显示湿热证，清水显示寒湿证，而血水往往出现在治疗的开始阶段或疾病即将痊愈阶段。根据出血量的多少，也可判断病情的轻重及转归。有些患者开始治疗时，出血量少甚至不出血，这是瘀血阻塞严重或风气盛的表现，随着治疗次数的增加，瘀血逐渐被吸出，出血量才逐渐增多，但随着病情的好转，出血量又会逐渐减少，直至吸不出血。

现代医学认为，拔罐区若出现微量出血，可作为诊断发疹性疾病（如麻疹、风疹、猩红热、斑疹伤寒等）的依据之一；若出现印痕黑紫，其中有出血之紫斑，且多相互重叠，则为斑疹伤寒的阳性反应；若出现很多大水疱，提示有水液潴留，有水肿征兆；呈现粉红色或无色斑，提示患有神经痛或原发性高血压；呈现深紫色斑，且在色斑的印痕中间出现黑褐色斑纹者，提示患有肌肉风湿症和类风湿关节炎。通过治疗（拔罐），这些印痕或斑纹逐渐减少，则提示病情减轻、好转或痊愈。

异常反应

❶ 局部异常反应

上罐后，患者即感到局部非常紧张、疼痛、灼辣难忍，数分钟即起水疱，或于施术局部的远端感觉发凉、发麻、疼痛等。

引起局部异常反应的原因，大概有以下几个方面：

（1）患者心理反应过度，思想过于紧张；

（2）罐具型号选择不当，吸力过大；

（3）所涂药物的刺激性过强；

（4）罐口边缘过薄（指代用罐具），或不平滑，有砂粒状凸起或凹缝凸痕，或患者皮肤干枯松弛（如老人），或上罐时旋转了手腕（旋罐）使皮肤出现皱褶；

（5）吸罐时间过长，局部瘀血形成过多，隆起明显；

（6）局部有浅在的较大动脉分部（如腹股沟动脉、足背动脉），由于吸力作用，局部软组织紧张，动脉受压而使血运受到影响，于是远端的组织出血、缺血，故出现发麻、发凉、疼痛等反应。

❷ 晕罐

在拔罐过程中，患者出现头晕、心慌、恶心、呕吐、冒冷汗、面色苍白、呼吸急促、脉细数等症状，甚至昏厥，叫作晕罐。引起晕罐的原因是患者虚弱，或饥饿、疲劳、精神紧张，或置罐于禁忌部位等。一般而言，单纯拔罐引起的晕罐极为罕见，只有在施行刺血拔罐法时才偶有发生。

❸ 预防及处理

（1）预防

要认真检查罐具质量，不符合规定的弃之不用。要严格遵守操作规范，患者在饥饿、疲劳、酒后或精神紧张时不要施术，尤其不要在反应敏感的穴位（如合谷、太冲等）施术。环境温度要适宜，不要太低，避免患者有寒冷感出现。上罐后，要多询问患者的感觉，多观察罐内皮肤的变化情况和患者表情，随时注意调整施术手法。

（2）处理措施

水疱的处理：若局部皮肤短时间内即起水疱，应马上起罐。发生水疱之后，要防止擦破，可涂少许甲紫，也可不做处理，任其自然吸收。如果水疱较大，可用消毒针在疱下方刺破放出疱内液体，或用消毒注射器抽出水疱内液体，然后敷依沙吖啶纱布，再用消毒干敷料覆盖、固定。但此处不宜再拔罐，待愈合后，方可拔罐。

晕罐的处理：出现晕罐，切勿惊慌失措，应先把患者的衣扣解开，给热水喝，并注意保暖。若症状仍未缓解，应立即起罐，让患者去枕平卧。若反应仍加重（如昏厥、低血压），可使患者取头低脚高位，同时以拇指指甲缘切按患者人中或十宣穴，或用指尖揉按合谷、内关、足三里等穴。对出冷汗多或冷汗不止者，可用艾条温灸涌泉穴或百会穴。经上述方法处理后，倘若昏厥、低血压仍不能纠正，应考虑应用中枢神经兴奋剂或输液，必要时应送往医院抢救。

五 注意事项

❶ 拔罐部位

拔罐部位宜充分暴露，若毛发较多影响操作，可在罐口涂抹适量润滑剂，也可在征得受术者同意后，剃去拔罐部位毛发。

❷ 保持环境舒适

拔罐时，须保持室内温度适宜，避开风口，防止受凉。

❸ 选择好体位

一般原则是，患者的体位既要舒适，又要便于拔罐操作。

❹ 掌握拔罐吸力

因本书使用的多功能拔罐器是通过抽气枪抽吸罐内空气而形成负压吸拔力，故吸拔力的大小与罐具的大小、抽气枪抽气的次数及幅度（即每次抽吸空气的容积）等因素有关。一般可根据病情灵活掌握，如患者觉得吸拔不紧，是由于抽吸次数少、抽吸幅度小造成吸拔力不足所致，此时可加抽 1 ~ 2 次，并适当加大抽吸幅度，亦可改用较大口径的罐具再拔 1 次，以达到合适吸力。若吸拔力过大，可重新再拔，或按照起罐法稍微放进一些空气，以减轻吸拔力。如果是拔罐部位凹凸不平而造成漏气，须改换部位再拔，或改用特殊型号的罐具。

❺ 防止罐具脱落

拔罐时，患者不要随便改变体位，以免罐具脱落。罐具数量多时，不宜排得太近，否则会因罐间互相挤压而致罐具脱落。

❻ 注意患者的反应

在拔罐时，随时询问患者的感觉，如患者有发热、发紧、发酸、凉气外出、温暖、舒适、思眠入睡等感觉，都属于正常得气现象。如胀痛较明显，或灼热感难以忍受时，应立即起罐，变换部位再行拔罐，或减小吸拔力，或改用口径较小的罐具多拔几次。拔罐后无感觉为吸拔力不足，应重拔。如出现晕罐，按前述的异常反应予以处理。对于初次治疗、紧张、年老体弱的患者，尤其要注意发生意外反应，以便及时处理。对这类患者宜选用小号罐具，拔的罐数要少，并尽量采用卧位。

❼ 起罐操作注意事项

起罐时不可硬拉或旋转罐具，以免引起疼痛或损伤皮肤。

❽ 受术者的配合

受术者应该采取"柔道"的方法，即在实施罐诊罐疗时，全身要柔，柔似婴儿；呼吸要柔，绵绵不绝；意念要柔，如流水穿堤。这样会使周身气血更通畅，增强调理的效果。

六 禁 忌

拔罐疗法虽然适用范围广，但并不是万能疗法，也有其禁忌证与禁忌部位。

❶ 禁忌证

凡有下列情况（或疾病）之一者，应当禁用或慎用。凡中重度心脏病，心力衰竭，全身性水肿，有出血倾向（如血友病、紫癜等），失血证（如咯血、呕血、吐血、便血等），白血病，恶性肿瘤，高热，全身剧烈抽搐或痉挛，重度神经质，活动性肺结核，狂证、狂躁不安、不合作，广泛性皮肤病或施术部位溃疡，全身高度水肿，受术局部有疝气史，某些妇女月经病，外伤骨折等，禁忌拔罐。极度衰弱、醉酒、过度疲劳、过饥、过饱、过渴、皮肤失去弹性及皮肤高度过敏的患者，当慎用。

❷ 禁用部位

凡大血管通过之处、乳头、心搏处、鼻部、耳部、前后阴、静脉曲张处、浅显动脉分布处（如腹股沟动脉搏动处、足背动脉搏动处、颈前上端两侧的颈动脉搏动处等）、孕妇腹部及腰骶部、敏感穴位（如合谷、三阴交等），应当慎用。

❸ 特别说明

拔罐疗法的禁忌证与禁用部位不是绝对的。有人用此法治疗水肿、精神病、高热、活动性肺结核等，未见不良反应，且收效甚佳；也有人用于乳头、心搏处、鼻部、耳部、前后阴等部位，也无不良反应。何况拔罐疗法与其他疗法配合应用，亦有与其他疗法相适应病证，自当参合而定。但在临床应用时，以上情况要尽量避免使用，必须选用时，也应慎用。

另外，因气色形态罐诊罐疗法使用含磁头的罐具，故拔罐操作前应询问受术者是否带有心脏起搏器等金属物体，有佩戴者应禁用！可换用不含磁头的罐具进行拔罐操作。

七 临床常见疾病气色形态罐诊罐疗

鼻炎

【罐诊位置】

在第一罐肺区的上沿外，呈弧形（图2-5中黑色部分代表相应的反应区，即图中的黑色部分代表鼻区，以下皆同）。

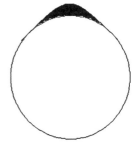

图 2-5

【典型症状】

急性鼻炎潜伏期一般为1～3天。患者有鼻痒、鼻塞、喷嚏、鼻腔干燥、灼热感、流涕等局部症状；全身表现有乏力、微热、食欲不振等。

慢性鼻炎以鼻塞、分泌物增多、头痛为主。

【罐诊征象】

急性鼻炎在鼻区有鲜红的区域性弧型斑点，咽喉部及气管也可能同时出现。潜伏期或初期，鼻区可见散在红点。

慢性鼻炎在鼻区有暗紫红色的斑点。

【罐疗】

部位：以肺区为中心，采用围罐法。

腧穴：天突、风池。

手法：采用单纯留罐，风热、风寒型用泻法，体虚型用补法。

时间：留罐10～20分钟。

咽喉炎

【罐诊位置】

肺区上1/4区域（图2-6）。

【典型症状】

急性咽喉炎起病急，可有发热、头痛、疲乏、食欲不振等症状。急性咽炎表现为咽干、咽痛，吞咽时加重，重者有吞咽困难，疼痛可向耳部放射。急性喉炎主要表现为声音嘶哑，讲话费力，喉内干痒、异物感，有阵发性咳嗽，有时有喉痛，有时两者主观感觉相似。

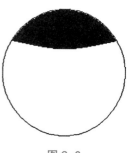

图 2-6

慢性咽炎主要表现为自觉咽部不适，如干燥、灼热、微痛、刺痒、异物感等。说话多、气候变化和过劳时更为明显，清晨常咳出黏稠痰块，易引起恶心。慢性喉炎以声音嘶哑为主，早期声嘶症状时轻时重，讲话稍多即哑，伴有喉部不适、异物感，不断干咳，很少疼痛。若未及时治疗，症状逐渐加重，嘶哑呈持续性，重者可致失声。

【罐诊征象】

急性咽喉炎在咽喉部出现鲜红色的斑点。红而亮的斑点，多是症状较重。慢性咽喉炎在咽喉部有暗紫色斑点。

【罐疗】

部位：以肺区为中心，采用围罐法。

腧穴：天突。

手法：采用单纯留罐，补法。

时间：留罐 10 ~ 20 分钟。

高脂血症

【罐诊位置】

肝区、脾区、肺区、心区、胆区。

【典型症状】

一般多无临床症状，仅在查体时发现，继发时有相应继发病的表现。

【罐诊征象】

整个肝区或脾区呈紫色，或肺区、心区、胆区、脾区底部同时呈现紫色片状。

【罐疗】

部位：肺区、心区、胆区、肝区、脾区。

腧穴：足三里，血瘀型配郄门，痰湿型配丰隆。

手法：留罐，平补平泻法。

时间：留罐 10 ~ 15 分钟。

冠状动脉粥样硬化

【罐诊位置】

心区的冠状动脉区（图 2-7）。

【典型症状】

一般可出现体力与脑力下降等症，其他症状视
冠状动脉受累程度而定。

【罐诊征象】

冠状动脉区有青白、条索状斑点。

【罐疗】

参见"高脂血症"。

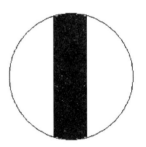

图 2-7

高血压病

【罐诊位置】

心区、胆区、肝区、脾区。

【典型症状】

头痛、头晕、乏力是较常见的一般症状，晚期病人因影响心、脑、肾而
出现相应症状。影响心脏时出现左心室代偿性肥厚甚至左心衰。影响到脑时
有不同程度的头痛、头晕、眼花、肢体麻木或暂时性失语、瘫痪等症状。肾
脏受影响则出现多尿、夜尿等。

【罐诊征象】

心区、胆区、肝区、脾区同时呈红色。

【罐疗】

部位：心区、胆区、肝区、脾区。

腧穴：曲池、风池、足三里。肝火亢盛型配阳陵泉，阴虚阳亢型配三阴交，痰湿壅盛型配丰隆。

手法：留罐法。三阴交用补法，阳陵泉、丰隆用泻法，余用平补平泻法。

时间：留罐 10 ~ 15 分钟。

慢性胃炎

【罐诊位置】

胃在胃区的上 3/4 区域，其中上 1/4 区域为胃的入口贲门，中间呈长方形区域为胃（图 2-8）。

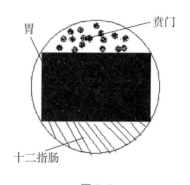

图 2-8

【典型症状】

慢性胃炎均有胃部不适或疼痛的表现，除此之外，一般无典型症状，病程缓慢，常反复发作。各类型慢性胃炎症状有所不同：浅表性胃炎一般表现为饭后上腹部感觉不适，有饱闷及压迫感，嗳气后自觉舒服，有时还有恶心、呕吐、反酸及一时性胃痛；萎缩性胃炎的主要症状是食欲减退，饭后饱胀感，上腹部钝痛以及疲倦、消瘦、腹泻等全身虚弱表现。

【罐诊征象】

胃区周边出现淡紫色圈，为浅表性胃炎。胃区有凹陷并呈淡紫色，为萎缩性胃炎。

【罐疗】

部位：以胃区为中心，采用围罐法。

腧穴：内关、足三里。肝郁气滞型配阳陵泉，胃热阴虚型配三阴交，脾胃虚弱型配中脘。

手法：肝郁气滞型配穴可用刺络拔罐泻法，余皆用单纯留罐补法。

时间：留罐 10 ~ 20 分钟。

脂肪肝

【罐诊位置】

肝区两侧，各占约1/8面积的竖条状区域（图 2-9）。

【典型症状】

脂肪肝多无自觉症状。部分患者有类似轻症肝炎的表现，有乏力、食欲减退、腹胀等胃肠道症状。

【罐诊征象】

脂肪肝区有紫红色斑片，亦可呈大面积潮红色。

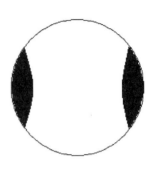

图 2-9

【罐疗】

部位：以肝区为中心，采用围罐法。

腧穴：足三里。

手法：可采用刺络拔罐法。先用梅花针在每个部位叩击 2 ~ 4 次，再拔罐。

时间：留罐 5 ~ 10 分钟。

胆囊结石

【罐诊位置】

胆囊颈位于胆区上约1/6区域；胆囊体位于胆区右下方2/5区域；胆囊底位于胆区下约1/7区域（图 2-10）。

【典型症状】

早期症状不明显，可有轻微腹痛或消化不良的症状。急性期则有上腹部剧痛，疼痛向右肩胛部放射，寒战发热，黄疸，常伴恶心和呕吐。

【罐诊征象】

起罐时可见胆区有凹进去的小坑。

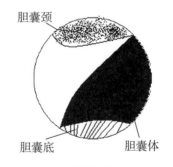

胆囊颈

胆囊底　　胆囊体

图 2-10

【罐疗】

部位：以胆区为中心，采用围罐法。

腧穴：胆俞（取右侧穴）。腹胀者配中脘，发热恶寒者配肺区、曲池。

手法：主穴采用按摩拔罐法，泻法。配穴采用单纯留罐法，泻法。

时间：均留罐 15 ~ 20 分钟。起罐后，用拇指在胆俞穴上按摩 10 ~ 15 分钟。

注：罐疗后症状无任何缓解或逐渐加重者，应采用中西医常规治疗。

肾及输尿管结石

【罐诊位置】

肾脏罐诊位置在左右肾区上 1/2 的中间区域。输尿管罐诊位置在左右肾区的下 1/4 区域，呈竖直条状（图 2-11）。

【典型症状】

主要症状是腰腹部疼痛和血尿，极少数病人可长期无自觉症状，待出现肾积水或感染时才被发现。

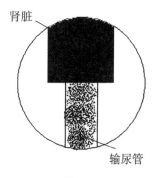

图 2-11

【罐诊征象】

起罐时可见凹陷的白色小坑。

【罐疗】

部位：以肾区为中心，采用围罐法。

手法：采用单纯留罐法，平补平泻法。

时间：留罐 10 ~ 15 分钟。

慢性前列腺炎

【罐诊位置】

膀胱区下 1/2 区域中，左右各一，呈半椭球状（图 2-12）。

【典型症状】

慢性前列腺炎可以毫无症状，一般的表现如下：尿频、尿急、尿痛，疼痛部位主要在会阴部、腰骶部及直肠内，有时可牵涉到耻骨上区及阴茎、睾丸等处，疼痛多为坠胀隐痛，性功能减退，早泄、阳痿或遗精等，全身易疲倦乏力，腰酸腿痛或失眠多梦等神经衰弱症状。前列腺炎可引起其他器官的感染，如关节炎、心内膜炎、周围神经炎，甚至引起不育。

前列腺肥大起初症状不明显，以后渐渐出现尿频、夜尿多、排尿困难、尿线无力，甚至尿失禁、血尿等。

【罐诊征象】

膀胱区可见紫红色斑片，斑片呈暗淡色。性功能障碍者，膀胱区色白，呈凹陷状。

【罐疗】

部位：以膀胱区为中心，采用围罐法。

腧穴：关元、中极、三阴交。瘀滞型加膈俞、血海、合谷，湿热型配天枢、水道、阴陵泉，肾阴虚型配三阴交，肾阳虚型加命门。

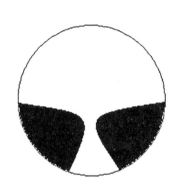

图 2-12

手法：主穴及肾阴虚型配穴可采用单纯留罐法。瘀滞型、湿热型配穴可采用刺络拔罐法，肾阳虚型可采用艾灸拔罐法。

时间：留罐 10 ~ 20 分钟，温和灸 5 ~ 10 分钟。

子宫肌瘤

【罐诊位置】

膀胱区中上 1/4 区域为子宫区，中间黑色圆形区域为子宫颈；下 1/2 的中间约 1/4 竖条状区域为阴道；下 1/2 外侧（相当于男性前列腺区）为卵巢、输卵管（图 2-13）。

【典型症状】

子宫肌瘤较小者可无症状，大多数子宫肌瘤患者临床一般表现为月经过多，下腹坠胀疼痛，腰背酸痛，白带量多，甚至尿频尿急、不

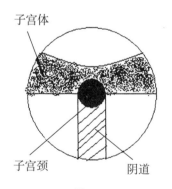

子宫体

子宫颈

阴道

图 2-13

孕等，临床表现与肌瘤的生长部位、大小、增长速度、有无继发改变及并发症等有关。

【罐诊征象】

在子宫区有青紫色圆形斑点。

【罐疗】

部位：以膀胱区为中心，采用围罐法。

腧穴：关元、天枢、子宫双穴。

手法：采用单纯留罐法，平补平泻法。

时间：留罐 10 ~ 15 分钟。

头痛

【罐诊位置】

头区同脑血管区，即心区上 1/3 区域，呈双圆形（图 2-14）。

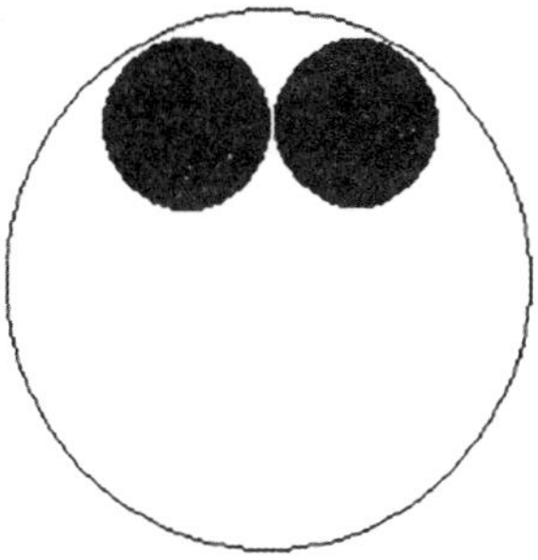

【典型症状】

头痛是一种极为常见的症状，疼痛性质包括刺痛、胀痛、闷痛、空痛、牵扯痛、电击样疼痛等。

图 2-14

【罐诊征象】

头区有片状青色斑。

【罐疗】

部位：以心区为中心，采用围罐法。

腧穴：肝俞、肾俞、阳陵泉。

手法：单纯留罐法，实证用泻法，虚证用补法。

时间：留罐 10 ~ 20 分钟。

失眠、多梦

【罐诊位置】

脾区、胆区、肝区、心区。

【典型症状】

以下两种表现为主：一是失眠，入睡困难，稍睡即醒，再难入睡，次日精神良好，也无疲劳感，易激动，有心悸、心区疼痛、头痛、出汗，或血压暂时的波动；二是能入睡，但彻夜多梦，休息效率低，萎靡不振，疲乏无力，记忆力减退，食欲不振，消瘦，心区疼痛，出汗，肠胃道功能失调，性功能减退等，患者总是疑虑不安，害怕自己有某种不治之症存在，表现有疑病妄想的色彩。

【罐诊征象】

各区出现异常斑点，均可以导致本病。

【罐疗】

部位：肺区、胆区。

腧穴：三阴交。痰气交阻型配脾俞、丰隆，肝阳上亢型配肝俞、脾俞、风池，心肾阴虚型配心俞、肾俞、太溪，心脾两虚型配心俞、脾俞，肾阳虚型配肾俞、关元俞、关元。

手法：痰气交阻型用刺络拔罐法，肝阳上亢型、心肾阴虚型用单纯留罐法，心脾两虚型、肾阳虚型用艾灸拔罐法。

时间：留罐 15 ~ 20 分钟，温和灸 5 ~ 10 分钟。每日或隔日 1 次，10 次为 1 个疗程。

颈椎病

【罐诊位置】

颈椎区位于心区的下 1/6 部分，可再细分为 7 个小区，依次反应颈椎 1 ~ 7 节（图 2-15）。

【典型症状】

一般以颈项部疼痛及上肢麻木为主，不同类型颈椎病，则有一些差别。

【罐诊征象】

颈椎区出现紫红色斑条，可根据罐印的左右偏向，判断左右颈神经病变。

图 2-15

【罐疗】

部位：以心区为中心，采用围罐法。

腧穴：阿是穴（在颈椎上或颈椎两旁肌肉、肩胛上区寻找压痛敏感点）。肩关节、上肢麻痛者，加压痛敏感点；头痛、头晕者，加太阳、额中穴。

手法：采用留罐或刺络拔罐法，平补平泻法。太阳、额中穴，宜用闪罐。

时间：留罐 10 ~ 15 分钟，每 3 日 1 次。

风湿病

【罐诊位置】

心区、肾区。

【典型症状】

风湿病是一种常见的、反复发作的急性或慢性全身性胶原组织炎症疾病，以心脏和关节受累最为显著，常见心悸、胸痛、关节肿痛。

【罐诊征象】

心脏受累时，心区毛孔张开很大，并伴有雾气。下肢关节受累时，肾区毛孔扩张，长时不消失。肾区常常表现为交错现象，即左肾区罐印的改变提示右下肢关节的病变，右肾区罐印的改变提示左下肢关节的病变。

【罐疗】

❶ 心脏受累为主

部位：以心区为中心，采用围罐法。

腧穴：膻中、阳陵泉。

手法：采用留罐法，实证用补法，虚证用泻法。

时间：留罐 10 ~ 15 分钟。

❷ 关节受累为主

部位：以肾区为中心，采用围罐法。

腧穴：在关节疼痛部位取 1 ~ 2 个阿是穴。

手法：采用单纯留罐法，实证用补法，虚证用泻法。

时间：留罐 10 ~ 20 分钟。

糖尿病

【罐诊位置】

膀胱区。

【典型症状】

主要的临床表现有多饮、多食、多尿、消瘦、尿糖及血糖升高。

【罐诊征象】

膀胱区少泽，外周发白，中间为紫红色锯齿状。有脱皮现象，提示糖尿病病程已久。

【罐疗】

部位：以膀胱区为中心，采用围罐法。

腧穴：膈俞、脾俞、胃俞、足三里。肺燥配肺区、肺俞，胃热配胃俞、曲池，肾阴亏损配肾俞、三阴交。

手法：采用单纯拔罐法，平补平泻法。

时间：留罐 10 ~ 15 分钟。

八 典型案例

案例一

患者张某，女，49 岁，于 2021 年 9 月 18 日就诊。主诉近期感冒，胃肠功能不好，皮肤干燥，自觉小腹冷，腰部偶有不适感。

【罐诊】

心区：颈椎区紫红色斑条，偏右侧，提示颈椎不适。胃区：十二指肠区呈暗红色斑点，提示炎症。膀胱区：子宫、阴道区有紫红色斑点，提示妇科炎症（图 2-16）。

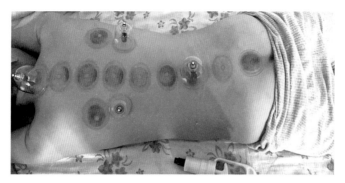

图 2-16

案例二

患者周某，男，于 2021 年 10 月 1 日就诊，主诉腰部怕冷，既往血脂高。

【罐诊】

心区：颈椎区紫红色斑条，提示颈椎不适。肝区、脾区：呈紫色，提示血脂偏高（图 2-17）。

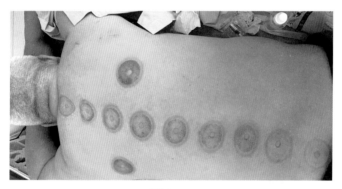

图 2-17

案例三

患者陆某，男，于 2021 年 10 月 9 日就诊，主诉肩部抬起困难（肩周炎）、脂肪肝。

【罐诊】

心区：颈椎偏右区紫红色斑条，提示肩颈部不适。肝区、脾区：呈紫色，提示血脂偏高。左肾区：毛孔扩大，提示右下肢不适（图 2-18）。

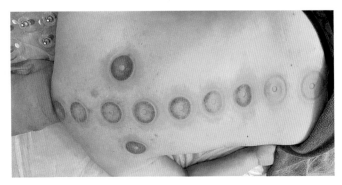

图 2-18

案例四

患者方某，女，于 2021 年 10 月 9 日就诊，主诉患有类风湿关节炎，现两侧大腿麻木。

【罐诊】

心区、左肾区、右肾区：毛孔扩张，提示双下肢关节病变（图 2-19）。

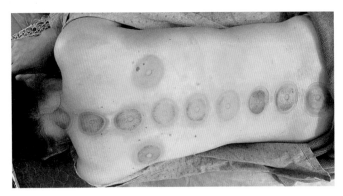

图 2-19

案例五

患者孙某，男，于 2021 年 10 月 11 日就诊，患有胆囊炎、脂肪肝、肺结节、糖尿病。

【罐诊】

胆区：胆囊颈、胆囊底部片状红紫色，提示胆囊炎。胃区：底部暗红色斑点，提示十二指肠炎症。肝区：脂肪肝区出现紫红色斑片，提示脂肪肝（图 2-20）。

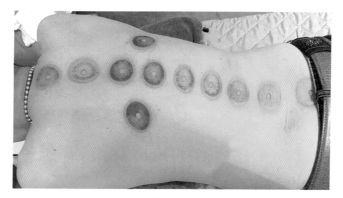

图 2-20

案例六

患者冯某，女，于2021年11月6日就诊，主诉长期心情不畅，忧思多虑，消化功能较差，近期大便不成形。

【罐诊显示】

心区：颈椎区偏左提示颈部不适。胆区：胆囊底部红紫色斑点，提示该部位有炎症。大肠区：红色偏紫色斑点，提示结肠慢性炎症（图 2-21）。

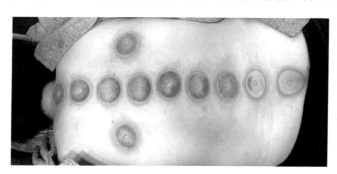

图 2-21

案例七

患者王某，男，57岁，于2021年9月18日就诊，主诉两胁不适（长期肝郁），并患有强直性脊柱炎。

【罐诊显示】

肝区：脂肪肝区紫红色斑片，提示血脂偏高。左、右肾区：毛孔开放，提示腰腿偏虚寒（图 2-22）。

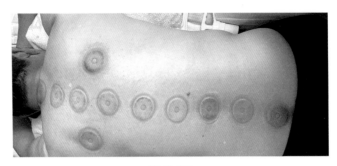

图 2-22

案例八

患者，男，于 2021 年 8 月 28 日就诊，主诉近期咳嗽，患者颈椎痛，查体有轻度脂肪肝。

【罐诊提示】

心区：颈椎区偏左紫红色斑条，提示颈椎不适。肝区：脂肪肝区（左侧）些许紫红色斑片，提示脂肪肝。左、右肾区：呈紫红色，提示腰腿部不适（图 2-23）。

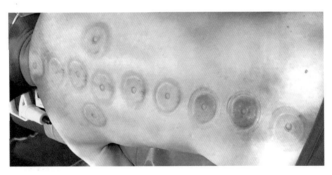

图 2-23

案例九

患者，男，于 2021 年 8 月 28 日就诊，主诉咳嗽，腰椎间盘突出，血脂偏高。

【罐诊提示】

肺区：气管、支气管区鲜红色斑点，提示轻度炎症。肝区、脾区：呈现紫色片状，提示高脂血症。左、右肾区：毛孔张开，色泽偏紫，提示腰腿部疾患（图 2-24）。

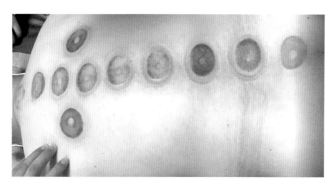

图 2-24

案例十

患者，女，于 2021 年 8 月 29 日就诊，主诉鼻塞，慢性鼻炎，近期出现咽干。

【罐诊提示】

肺区：毛孔张开，是感冒前兆。鼻区：提示鼻炎。咽喉区：有红色斑点，提示咽喉炎（图 2-25）。

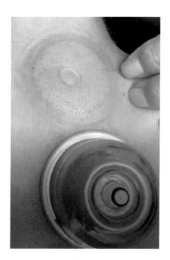

图 2-25

"刘剑锋教授手诊
手疗罐诊罐疗"

冯氏火熨止痛法

技术持有人——冯玲

　　冯玲，女，生于 1971 年 2 月 28 日，原籍山东淄博，医学博士，主任医师，博士生导师，博士后合作导师，86 级山东中医药大学少年班中医少年大学生，国医大师路志正教授师承博士后，中国老年保健医学研究会中医保健技术分会副主任委员，北京中医药学会心血管病专业委员会副主任委员。现任中国中医科学院广安门医院中央保健病房主任，从事临床工作近 30 年，曾获评全国卫生系统"青年岗位能手"，广安门医院第二届"十佳中青年临床医师及优秀科技工作者"。承担国家自然基金等国家级课题 10 余项，编写了近 100 万字的专著《实用中西医结合心律失常学》及《中医心血管疾病医案荟萃》等医学著作，国家科技支撑计划课题获得中国老年保健医学研究会科学技术二等奖。在国家级核心刊物及国际学术会议上发表、交流论文 40 余篇，发表 SCI 论文 2 篇，培养硕士及博士研究生 20 余名。临床擅长期前收缩、房颤、慢性心力衰竭、高脂血症、病态窦房结综合征等疾病治疗，同时擅长应用中医非药物疗法治疗疼痛、失眠、乳腺增生、痛经、颈椎病、腰椎病、亚健康状态等。

一 技术简介

冯氏火熨止痛法是一种外用、无创、无痛苦、无肝肾代谢损伤、方法简便、操作简易、成本低、疗效确切的新型中医外治疗法，能有效地预防和治疗慢性疼痛。本法是将有不同作用的中药贴敷于体表穴位和患部，利用酒精燃烧的热力和空气对流的原理，通过经络刺激和中药的透皮吸收，起到扶正祛邪、平衡阴阳、温通经脉、行气活血作用的一种特色疗法。

理论基础

人体是和谐的统一体，经络是脏腑功能调节的重要通路，腧穴是经络中关键性的枢纽。中医理论的核心是以五脏为中心的整体观念，即人体以脏腑为中心，通过经络把五脏六腑、四肢百骸、五官九窍紧密地联系起来形成一个不可分割的有机整体，结构上相互关联，功能上相互为用，病理上相互影响。人体内外通达、气血通畅、阴阳平衡，无不与经络息息相关。冯氏火熨止痛法以火性炎热、可温可行及经络循行理论为基础，通过火疗把涂于背部、腹部、患处或病变部位的中药透达入里，利用酒精燃烧的热力和空气对流的物理原理，刺激体表穴位和病位，通过经络传导、经络刺激和中药透皮吸收，达到调和阴阳、温经通脉、行气活血的治疗作用。

作用机制

将药物直接作用于患者局部病变处，通过酒精燃烧及扑灭时的反渗透作用，促进药物通过皮肤更好地渗透并深入到病变部位，同时加快局部的新陈代谢，增强活血止痛之力，有利于病灶的恢复，进而达到调整机体阴阳平衡、活血通脉止痛的作用。

二 技术操作规范（共性）

火疗前准备

❶ 环境准备

保持室内温度适宜，关闭门窗，避免空调直吹，注意保暖，保护患者隐私。

❷ 物品准备

准备治疗盘、火熨止痛散、治疗碗、压舌板、防火圈、测温仪、95％ 医用酒精、点火器、量杯、保鲜膜、毛巾、一次性内裤、水盆、温水、面巾纸等治疗所需物品（图 3-1）。

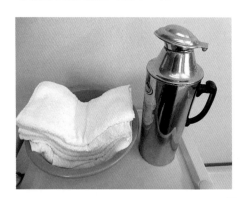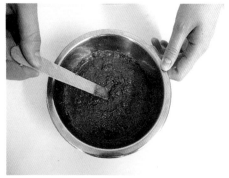

图 3-1

评估

评估一般情况、临床表现、既往史、火疗部位皮肤情况、对疼痛及热的耐受程度、心理状况等，并向患者解释目的、方法及配合指导（图 3-2）。

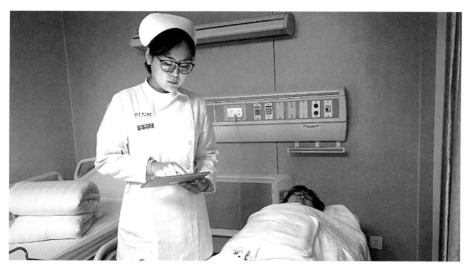

图 3-2

操作流程

1. 治疗前与患者交谈，PDA 核对基本信息，询问患者有无身体不适，测血压、心率，进行记录。

2. 嘱患者取合适体位，暴露治疗部位，卧于治疗床上（图 3-3）。

3. 将中药粉末用温水调至糊状，均匀涂抹在防火圈内部，药物分布均匀，薄厚适当（0.2 ~ 0.3 cm）（图 3-4）。

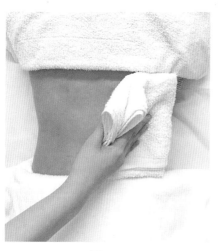

图 3-3

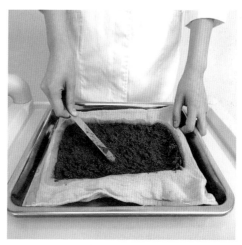

图 3-4

4.将含有药物的防火圈放置于治疗部位，将测温仪探头放置在药饼与皮肤中间，在防火圈上盖以膜布，膜布面积应大于敷药部位面积。将一块温水浸透的毛巾拧干，双层敷在膜布上，沿防火圈内侧标记出点火的范围（图3-5）。

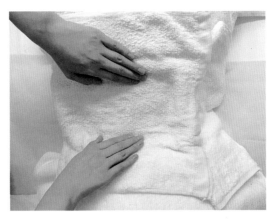

图 3-5

5.用注射器抽吸95%医用酒精20～30 mL，沿防火圈内侧呈S形滴注在毛巾上，后用点火器点燃医用酒精，观察测温仪温度。当温度上升到37℃后，询问患者感受，待患者感觉局部皮肤温热后，用湿毛巾将火扑灭。火疗温度维持在40℃～45℃，以患者舒适为准。治疗过程中要密切观察治疗部位温度，如发现异常，应立即停止，并报告上级医生，配合处理（图3-6）。

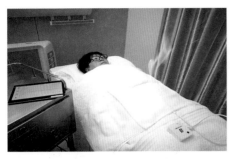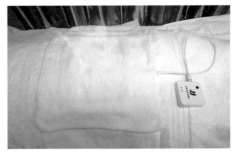

图 3-6

6.当患者自觉温度降低时，按上述操作步骤5再次点火、灭火。如此反复6次，共计30分钟。治疗结束，去除毛巾、防火圈及膜布等物品并观察治疗部位皮肤情况。

7. 协助患者更衣，安排舒适体位，再次测血压、心率并进行记录。告知患者治疗后注意事项，治疗完毕。

三 注意事项

1. 不宜空腹火疗，以饭后 1 小时为宜。

2. 进行火疗前应摘除身上的金属饰品以防烫伤。

3. 火疗前后应适量饮用温水。

4. 火疗后应注意保暖，避风寒，忌生冷。

四 适 应 证

1. 风寒湿痹所致急、慢性疼痛。

2. 颈椎病、腰椎病所致的局部疼痛麻木。

3. 骨关节病所致的关节疼痛。

4. 肌肉劳损、软组织损伤所致的各种疼痛。

5. 妇女寒凝经脉所致的痛经、月经不调。

6. 阳虚所致的失眠多梦、四肢不温、夜尿频多。

7. 脾肾虚寒所致的腹痛、便溏、便秘。

五 禁 忌 证

1. 妇女妊娠期。

2. 严重疾病如恶性肿瘤、高血压控制不佳、肾功能衰竭、出血倾向等。

3. 醉酒、情绪不稳或精神病。

4. 传染性皮肤病或有皮肤损伤。

六 典型案例

腰痛

案例一 急性腰扭伤

患者张某，女，54岁，于2018年11月16日就诊于中国中医科学院广安门医院。

主诉：腰部疼痛1天。

现病史：患者1天前因搬抬重物时用力过猛，加之腰部受寒出现腰痛，腰部活动受限，俯仰转侧困难，动则痛甚，经热敷及平卧休息后稍有缓解，但疼痛仍剧。因次日要乘坐飞机去往外地出差，遂来我院就诊。

刻下症：腰部两侧疼痛剧烈，活动受限，动则痛甚，行走困难，影响睡眠，纳差，二便调，舌淡红，苔薄白，脉沉紧。

查体：腰4、5椎体两侧压痛，肌肉僵硬，疼痛拒按，拾物试验（+），直腿抬高实验（-）。

治疗方案：予冯氏火熨止痛法于腰部治疗。

调护方法：避风寒、畅情志、合理饮食，急性期间注意卧床休息，疼痛好转后可适当进行功能锻炼。

评价结果：患者治疗前，腰部疼痛剧烈，活动受限，疼痛视觉模拟量表VAS评分为8分，Roland-Morris功能障碍量表（RMDQ）评分为17分。经冯氏火熨止痛法治疗后，患者腰部疼痛明显减轻，脊柱活动基本正常，疼痛视觉模拟量表VAS评分为2分，RMDQ评分为3分。患者腰痛好转，次日即乘坐飞机去往外地出差。

案例二 腰椎间盘突出症

患者刘某，男，44岁，于2019年5月8日就诊于中国中医科学院广安门医院。

主诉：腰骶部疼痛伴双下肢麻木、发凉1年余，加重1个月。

现病史：患者 1 年前于久坐后出现腰骶部疼痛，伴双下肢麻木、发凉，未系统治疗。近 1 个月自觉症状加重，于 2019 年 4 月 12 日就诊于宣武医院骨科，查腰椎 MRI 示腰椎退行性改变，L2-S1 椎间盘膨出。嘱静养，未予特殊处置，遂来我院就诊，寻求中医药治疗。

刻下症：腰骶部疼痛，久坐后易发，自觉双下肢麻木、发凉，平素畏寒，口干欲热饮，双下肢无水肿，纳眠可，二便可，偶便溏，舌质淡红胖大，边有齿痕，苔薄白，脉沉涩。

既往史：左足拇趾粉碎性骨折修复术后。

查体：腰椎无明显侧弯，L2-S1 棘旁肌肉僵硬，压痛（＋），叩击痛（＋），右侧直腿抬高试验（＋）、加强（＋）。

治疗方案：予冯氏火熨止痛法于腰部治疗。每周 2 次，4 周为 1 个疗程。

调护方法：注意防寒保暖，保持心情舒畅，饮食清淡营养，保持正确的坐姿，避免久坐、久站、搬抬重物，平时睡硬板床，取仰卧位，适当进行"飞燕式"等功能锻炼。

评价结果：患者治疗前，腰骶部疼痛，双下肢麻木、发凉，影响正常工作。疼痛视觉模拟量表 VAS 评分为 6 分。腰椎 JOA 评分为 15 分，其中主观症状得分 4 分，临床体征得分 4 分，日常活动受限度得分 7 分，膀胱功能得分 0 分。

二诊（2019 年 5 月 15 日）

患者腰骶部疼痛较前稍减轻，双下肢麻木、发凉稍缓解，口干欲热饮，纳可，二便调，无便溏，舌质淡红胖大，边有齿痕，苔薄白，脉沉涩。

本次访视中，疼痛视觉模拟量表 VAS 评分为 5 分。腰椎 JOA 评分为 18 分，其中主观症状得分 5 分，临床体征得分 5 分，日常活动受限度得分 8 分，膀胱功能得分 0 分。

三诊（2019 年 5 月 22 日）

患者久坐后腰骶部时有酸胀感，疼痛、压痛、叩击痛已无，双下肢麻木、发凉减轻，口干减轻，纳可，二便调，舌质淡红，边有齿痕，苔薄白，脉沉。

本次访视中，疼痛视觉模拟量表 VAS 评分为 2 分。腰椎 JOA 评分为 22 分，其中主观症状得分 7 分，临床体征得分 5 分，日常活动受限度得分 10 分，膀胱功能得分0分。

四诊（2019年5月29日）

患者偶有腰骶部酸胀感，疼痛未发，双下肢麻木已无，发凉感、畏寒减轻，口干已无，纳可，二便调，舌质淡红，边有齿痕，苔薄白，脉沉。

本次访视中，疼痛视觉模拟量表VAS评分为0分。腰椎JOA评分为27分，其中主观症状得分9分，临床体征得分6分，日常活动受限度得分12分，膀胱功能得分0分。

五诊（2019年6月5日）

患者腰骶部酸胀感、疼痛、双下肢麻木、发凉感未发，无明显畏寒、口干，纳可，二便调，舌质淡红，边有齿痕，苔薄白，脉沉。直腿抬高试验及加强试验（−）。

本次访视中，疼痛视觉模拟量表VAS评分为0分。腰椎JOA评分为28分，其中主观症状得分9分，临床体征得分6分，日常活动受限度得分13分，膀胱功能得分0分。

经冯氏火熨止痛法治疗后，患者各项指标均较前明显改善，临床症状基本消失。

膝骨性关节炎

案例一

患者马某，女，75岁，于2018年12月1日就诊于中国中医科学院广安门医院。

主诉：反复双膝关节疼痛5年，再发加重1个月。

现病史：患者5年前外出受寒后出现双膝关节疼痛，伴僵硬、畏寒、沉重、乏软，上下楼梯时疼痛明显，患者自行热敷后稍有缓解，此后上症反复发作，常感双膝关节疼痛、僵硬、沉重、乏力，曾多次就诊于当地医院，诊断为"膝骨性关节炎"，口服中药汤剂治疗，效不佳。1个月前患者因受凉后感双膝关节疼痛剧烈，伴活动受限，患者自行热敷及平卧休息后未见明显缓解，严重影响生活质量，遂来我院就诊。

刻下症：双膝关节疼痛、僵硬、遇寒加重，伴活动受限，肢体沉重乏软，无双膝肿胀，偶有反酸，无烧心，纳差，眠可，二便调，舌淡暗，苔白腻，边有齿痕，舌体胖大，脉沉弦。

既往史：既往体质一般。胃食管反流病史、慢性胃炎病史。2016年行PCI手术，植入支架1枚，否认高血压、糖尿病、心脏病等慢性疾病；否认肝炎、结核等传染病史，否认外伤史。

查体：双下肢跛行，双膝关节肿胀并髌周广泛压痛，皮温低，关节屈伸活动受限，浮髌试验（－），抽屉试验（－），提拉研磨试验（－）。

治疗方案：予冯氏火熨止痛法于双膝关节局部治疗。每周治疗2次，8次为1个疗程，共治疗1个疗程。

调护方法：治疗期间应注意正确认识膝骨性关节炎，树立战胜疾病的信心。避风寒、畅情志、合理饮食，保持正常体重，忌久站、久坐、久行，尽量减少上下台阶、爬山等使膝关节屈曲负重的运动，以减少关节软骨磨损。

评价结果：患者治疗前，WOMAC评分37分，其中疼痛得分6分，僵硬得分5分，进行日常活动的难度得分26分；膝关节功能Lysholm评分为42分；JOA评分55分；SF-36量表中生理功能得分55分，生理职能得分20分，躯体疼痛得分31分，一般健康状况得分30分，精力得分25分，社会功能得分35分，情感职能得分36分，精神健康得分30分；疼痛视觉模拟量表VAS评分为9分。

二诊（2018年12月8日）

患者双膝关节疼痛、僵硬缓解，感寒加重，双下肢沉重乏软稍有缓解，偶有反酸烧心，纳欠佳，眠可，二便调，舌质淡暗，苔白腻，舌体胖大，脉沉弦。

本次访视中，患者WOMAC评分33分，其中疼痛得分5分，僵硬得分4分，进行日常活动的难度得分24分；膝关节功能Lysholm评分为56分；JOA评分60分；SF-36量表中生理功能得分65分，生理职能得分75分，躯体疼痛得分44分，一般健康状况得分35分，精力得分60分，社会功能得分55分，情感职能得分42分，精神健康得分60分；疼痛视觉模拟量表VAS评分为7分。

三诊（2018年12月15日）

患者双膝关节疼痛、僵硬症状较前进一步好转，沉重乏软明显缓解，畏寒稍有减轻，偶有反酸烧心，纳欠佳，眠可，二便调，舌质淡暗，苔白腻，舌体胖大，脉沉弦。

本次访视中，患者WOMAC评分20分，其中疼痛得分4分，僵硬得分2分，进行日常活动的难度得分14分；膝关节功能Lysholm评分为73分；JOA评分75分；SF-36量表中生理功能得分80分，生理职能得分80分，躯体疼痛得分56分，一般健康状况得分40分，精力得分75分，社会功能得分65分，情感职能得分51分，精神健康得分72分；疼痛视觉模拟量表VAS评分为5分。

四诊（2018年12月22日）

患者双膝关节偶隐痛，僵硬基本消失，无明显沉重乏力，畏寒明显减轻，偶有反酸烧心，纳眠可，二便调，舌质淡暗，苔白腻，舌体胖大，脉沉弦。

本次访视中，患者WOMAC评分5分，其中疼痛得分1分，僵硬得分0分，进行日常活动的难度得分4分；膝关节功能Lysholm评分为91分；JOA评分90分；SF-36量表中生理功能得分90分，生理职能得分95分，躯体疼痛得分80分，一般健康状况得分50分，精力得分80分，社会功能得分80分，情感职能得分66分，精神健康得分80分；疼痛视觉模拟量表VAS评分为3分。

3个月后随访（2019年3月23日）

患者双膝关节疼痛基本消失，无僵硬，无明显沉重乏力，畏寒明显减轻，偶有反酸烧心，纳眠可，二便调，舌质淡暗，苔白腻，舌体胖大，脉沉弦。

本次访视中，患者WOMAC评分3分，其中疼痛得分1分，僵硬得分0分，进行日常活动的难度得分2分；膝关节功能Lysholm评分为93分；JOA评分95分；SF-36量表中生理功能得分94分，生理职能得分100分，躯体疼痛得分86分，一般健康状况得分55分，精力得分86分，社会功能得分90分，情感职能得分68分，精神健康得分84分；疼痛视觉模拟量表VAS评分为1分。

经冯氏火熨止痛法治疗后，患者各项指标均较前有明显改善，临床症状基本消失。

案例二

患者某女，45岁，非裔，于2018年12月1日就诊于中国中医科学院广安门医院。

主诉：双膝关节疼痛1个月，加重3日。

现病史：患者 1 个月前外出受寒后出现双膝关节疼痛、沉重、乏软、畏寒，休息后稍有缓解，未予治疗。3 日前，患者乘坐长途飞机时因机舱温度较低受凉，时感双膝关节疼痛加重，伴活动受限，影响生活质量，遂来我院就诊。

刻下症：双膝关节疼痛，遇寒加重，伴活动受限，肢体沉重乏软，双膝轻度肿胀，纳眠可，二便调，舌淡暗，苔薄白，脉弦。

查体：双下肢跛行，双膝关节肿胀并髌周广泛压痛，轻度肿胀，皮温低，关节屈伸活动受限，浮髌试验（－），抽屉试验（－），提拉研磨试验（－）。

治疗方案：予冯氏火熨止痛法于双膝关节局部治疗，治疗操作进行 1 次。

调护方法：治疗期间应注意正确认识膝骨性关节炎，树立战胜疾病的信心。避风寒、畅情志、合理饮食，保持正常体重，忌久站、久坐、久行，尽量减少上下台阶、爬山等使膝关节屈曲负重的运动，以减少关节软骨磨损。

评价结果：患者治疗前，WOMAC 评分 20 分，其中疼痛得分 4 分，僵硬得分 2 分，进行日常活动的难度得分 14 分；膝关节功能 Lysholm 评分为 73 分；JOA 评分 75 分；SF–36 量表中生理功能得分 80 分，生理职能得分 80 分，躯体疼痛得分 56 分，一般健康状况得分 40 分，精力得分 75 分，社会功能得分 65 分，情感职能得分 51 分，精神健康得分 72 分；疼痛视觉模拟量表 VAS 评分为 5 分。

患者治疗后，WOMAC 评分 3 分，其中疼痛得分 1 分，僵硬得分 0 分，进行日常活动的难度得分 2 分；膝关节功能 Lysholm 评分为 93 分；JOA 评分 95 分；SF–36 量表中生理功能得分 94 分，生理职能得分 100 分，躯体疼痛得分 86 分，一般健康状况得分 55 分，精力得分 86 分，社会功能得分 90 分，情感职能得分 68 分，精神健康得分 84 分；疼痛视觉模拟量表 VAS 评分为 1 分。

经冯氏火熨止痛法治疗后，患者各项指标均较前有明显改善，临床症状基本消失。

冯氏汽疗调脂法

技术持有人——冯 玲

冯玲，女，生于 1971 年 2 月 28 日，原籍山东淄博，医学博士，主任医师，博士生导师，博士后合作导师，86 级山东中医药大学少年班中医少年大学生，国医大师路志正教授师承博士后，中国老年保健医学研究会中医保健技术分会副主任委员，北京中医药学会心血管病专业委员会副主任委员。现任中国中医科学院广安门医院中央保健病房主任，从事临床工作近 30 年，曾获评全国卫生系统"青年岗位能手"，广安门医院第二届"十佳中青年临床医师及优秀科技工作者"。承担国家自然基金等国家级课题 10 余项，编写了近 100 万字的专著《实用中西医结合心律失常学》及《中医心血管疾病医案荟萃》等医学著作，国家科技支撑计划课题获得中国老年保健医学研究会科学技术二等奖。在国家级核心刊物及国际学术会议上发表、交流论文 40 余篇，发表 SCI 论文 2 篇，培养硕士及博士研究生 20 余名。临床擅长期前收缩、房颤、慢性心力衰竭、高脂血症、病态窦房结综合征等疾病治疗，同时擅长应用中医非药物疗法治疗疼痛、失眠、乳腺增生、痛经、颈椎病、腰椎病、亚健康状态等。

一 技术简介

冯氏汽疗调脂法是中国中医科学院广安门医院干部保健病房冯玲主任自创的一种新型外治调脂疗法，运用冯氏汽疗调脂法治疗脂代谢紊乱是中医玄府开阖理论的延伸和外治法的拓展，具有简便、安全、无不良反应的特点。对于无法耐受西药肝肾损害的人群，可以使用冯氏汽疗调脂法进行血脂的调节。临床研究证明，冯氏汽疗调脂法是一种安全有效的非口服药物降脂疗法。

二 作用机制

玄府开合

中医学中狭义的玄府指汗孔，广义的玄府指遍布于全身的微细的通道结构，具有流通气液、渗灌气血、运转神机和调理阴阳的作用。汽疗可使全身汗孔扩张，即开通腠理，使顶泌汗腺活跃，排泄脂质增加，并有利于药物经皮肤渗透。中药汽疗法可以开通玄府，流通气血，驱邪外出。

透皮吸收

药物蒸气经皮肤吸收进入血液循环，发挥降脂作用。皮肤作为人体最大的代谢器官，除具有抵御外邪侵袭的作用外，还具有分泌、吸收、渗透、排泄、感觉等多种功能。中药汽疗的热效应可使全身毛细血管扩张，具有降脂作用的中药透皮吸收入人体，通过激动组织细胞的受体参与，使药物透皮吸收转运进入血液循环，并迅速被身体利用发挥药效。

整体调节

汽疗可使药物通过整体调节作用于机体。"百病皆由湿作祟",水湿内停,阻滞气机,引起脏腑功能失调,水津停滞成饮,精化为浊,痰浊内聚,浊脂沉积导致脂代谢紊乱。中药汽疗广泛作用于全身,善于调节因水液代谢异常所致的血脂紊乱,其机制在于可以通过运行气血、祛湿等功能使药物作用于脏腑,因此汽疗法是从外施治,调整内在的脏腑功能,调节血脂代谢,达到防治疾病的目的。

三 适应人群

① 血脂异常的人群

血脂异常包括血脂升高及边缘升高,具体如下:总胆固醇(TC)≥ 5.2 mmol/L,或者甘油三酯(TG)≥ 1.7 mmol/L,或伴低密度脂蛋白(LDL-C)≥ 3.4 mmol/L、高密度脂蛋白(HDL-C)≤ 1.0 mmol/L。

② 中医诊断为湿浊痹阻证的人群

主症:头昏如蒙或头痛,昏昏欲睡,阴雨天加重。

次症:脘腹痞闷,呕恶涎沫,肢体困重,口黏不渴,面浮肢肿,食少纳呆,大便不爽。

舌脉:舌胖有齿痕,苔腻,脉濡。

以上主症中见1项或次症见2项以上者,加舌脉表现即可辨为湿浊痹阻证。

四 禁忌人群

1. 有传染性皮肤病或皮肤损伤者。

2. 妊娠期、哺乳期妇女或计划在治疗期间妊娠或其配偶计划妊娠者。

3. 患有严重疾病者,如恶性肿瘤、血压控制不佳、肝功能损害、肾功能衰竭、出血倾向等。

4.半年内曾患急性心肌梗死、脑血管意外、严重创伤、PCI 术后或其他重大手术后等需长期服用降脂药物的患者。

5.因肾病综合征、甲状腺功能减退、痛风、急性或慢性肝胆疾病、糖尿病等所致的继发性高脂血症者。

6.伴有心力衰竭,心功能 ≥ Ⅲ 级(NYHA 分级)者;合并有严重心律失常(如频发室性早搏、室性心动过速、快速房颤等)及其他严重或不稳定的心、肝、肾、内分泌、血液等内科疾患者。

7.未受控制的 3 级高血压患者(坐位舒张压 ≥ 110 mmHg 或收缩压 ≥ 180 mmHg)。

8.有肝肾功能损害,ALT ≥ 1.5 N,Cr > 1 N 者(N 为正常值上限)。

9.患有恶性肿瘤或相关病史者。

五 技术操作规范(共性)

施术前准备

利湿降脂方:泽泻 15 g,炒苍术 15 g,海藻 15 g,昆布 15 g,透骨草 15 g,石榴皮 15 g,苏木 15 g,芒硝 15 g,丹参 15 g,当归 15 g,萆薢 15 g,枸骨叶 15 g,薄荷 10 g,松节 15 g。

将药材混合并置于中药材粉碎机内磨粉,药物粉末以 80 ~ 100 目为宜。

将利湿降脂方粉末置于热封纸内封口,再置于无纺布袋内并封口,将药袋放置在阴凉干燥处储存。

具体操作

1.汽疗之前20分钟启动汽疗仪，进行臭氧自动消毒3分钟（图4-1）。

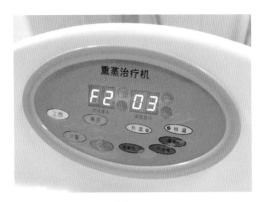

图4-1

2.将机器温度设置为40℃~45℃，机器预热升温15~20分钟（图4-2）。

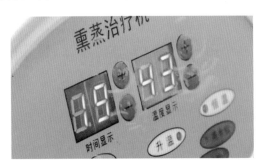

图4-2

3.将装有利湿降脂方药材的无纺布袋放进汽疗机背部的放药口内（图4-3）。

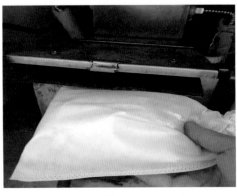

图4-3

4.打开汽疗舱，内铺置浴巾，患者脱去衣物，着一次性内裤坐入机舱内，头部暴露在机舱外（图4-4）。

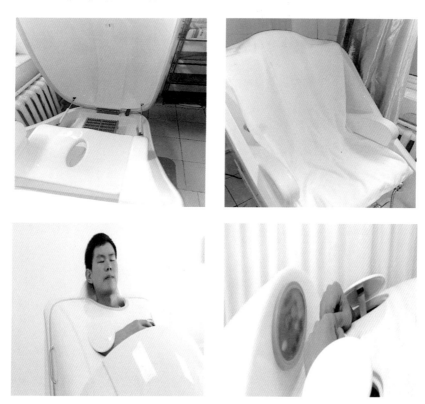

图4-4

5.汽疗20分钟后，患者出舱穿好衣物。为患者测血压（图4-5），观察生命体征，并嘱患者休息10分钟后离开。

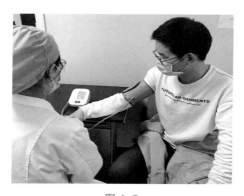

图4-5

6.汽疗结束，冲洗汽疗舱，给机器整理消毒（图4-6）。

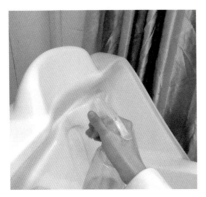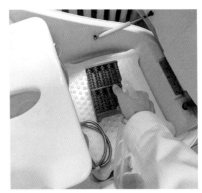

图4-6

注意事项

1.年老体弱者汽疗时间不宜过长，需由家属陪同。

2.建议汽疗过程中及结束后多补充水分。

3.注意保暖、避风寒、忌生冷。

六 适 应 证

冯氏汽疗调脂法适用于高脂血症，其中：

（1）ASVCD 危险分层属低危患者：建议进行生活方式改变，戒烟，戒酒，控制体重（BMI 20.0 ~ 23.9 kg/m²）。建议每周 5 ~ 7 天，每次 30 分钟中等强度代谢运动 (如快步走)，多食用瓜果蔬菜，尽量减少炸鸡等高热量、高油脂的食物，保证优质蛋白的摄入，如牛奶、瘦肉。建议可先进行冯氏汽疗调脂法治疗，定期复查血脂及肝肾功能等指标，如有不适，请及时就医。

建议冯氏汽疗调脂法每周 2 ~ 3 次，每次 20 分钟，熏蒸温度 40℃ ~ 45℃。

（2）ASVCD 危险分层属中危、高危、极高危人群：建议进行生活方式改变，戒烟，戒酒，控制体重（BMI 20.0 ~ 23.9 kg/m²）。建议每周 5 ~ 7 天、每次 30 分钟中等强度代谢运动 (如快步走)，多食用瓜果蔬菜，尽量减少炸鸡等高热量、高油脂的食物，保证优质蛋白的摄入，如牛奶、瘦肉。建议继续服用原有降脂西药，在此基础上，可加用冯氏汽疗调脂法治疗，定期复查血脂及肝肾功能等指标，如有不适，请及时就医。

提醒：对于严重高 TG 血症患者，即空腹 TG ≥ 5.7 mmol/L（500 mg/dl），应首先考虑使用主要降低 TG 和 VLDL-C 的药物如贝特类、高纯度鱼油制剂或烟酸，建议及时至医院就。

七 典型案例

案例一

患者张某，女，47 岁，于 2020 年 7 月 30 日就诊于中国中医科学院广安门医院，身高 153 cm，体重 46 kg。

主诉：胆固醇升高 2 年，头昏 1 个月余。

现病史：患者 2 年前体检发现胆固醇偏高，未予治疗。近 1 个月出现头昏，乏力，遂于我院门诊寻求治疗。就诊时见头昏沉，时有心慌，左胁肋胀痛，脘腹痞满，纳少，梦多，便溏，舌白，苔白厚，脉弦濡。BMI 19.6 kg/m²，腰围 72 cm，腹围 75 cm。

生活史：无疫区生活史，无不良生活嗜好，平素工作压力较大，饮食较清淡，少油腻。

家族史：父母均患有血脂异常。

辅助检查：2020 年 7 月 30 日查生化全项示 TC 6.26 mmol/L，TG 1.73 mmol/L，LDL-C 3.71 mmol/L，HDL-C 1.45 mmol/L。2020 年 8 月 3 日查颈动脉超声示双侧颈动脉内中膜局限性增厚。

中医诊断：血浊病。

西医诊断：原发性血脂异常。

治疗方案：①汽疗之前 20 分钟启动汽疗仪，进行臭氧自动消毒 3 分钟。将利湿降脂方煎煮的 400 mL 药液放入汽疗机的放药口，机器升温，预热至 40℃ ~ 45℃。机舱内铺置浴巾，患者坐入机舱内，头部暴露在机舱外。汽疗时间每次 20 分钟。每周 2 次。

调护方法：治疗期间应减少饱和脂肪酸和胆固醇的摄入，保持有规律的体力活动，维持足够的中等强度锻炼，通过戒烟、限盐等措施降低血压，控制血糖，消除其他心血管疾病危险因素。

疗效指标：主要疗效指标为生化全项的 TC、TG、LDL-C、HDL-C，中医疗效指标为中医证候评分量表（表 4-1）。

表 4-1　湿浊痹阻积分量化表

主症症状	0分（无）	2分（轻）	4分（中）	6分（重）
头重如裹	无□	微觉头沉□	头重似裹布□	头重似戴帽而紧□
胸中憋闷	无□	轻微胸憋□	胸闷明显，时见太息□	胸闷如窒□
呕恶痰涎	无□	恶心时偶见痰涎清稀□	干呕时吐痰涎如唾□	痰涎量多□
肢麻困重	无□	轻微，上楼时觉下肢沉重□	时轻时重，步履平地时下肢沉重□	明显，举步抬腿时肢重明显□
体型肥胖	体重指数<25□	25<体重指数≤30□	30<体重指数≤35□	体重指数>35□
次症症状	0分（无）	1分（轻）	2分（中）	3分（重）
脘腹痞满	无□	隐隐胀满□	时作时止□	胀满明显□
口黏不渴	无□	偶有口黏□	频繁口黏不渴□	持续口黏不渴□
面浮肢肿	无□	晨起晚间轻微浮肿□	中度指陷性浮肿□	重度指陷性浮肿□
食少纳呆	无□	饮食稍有减少□	饮食减少□	饮食明显减少□
大便不爽	无□	排便稍困难，可排尽，日1行□	大便黏腻，排不尽，日2行□	大便排不尽，日数行□

续表

舌脉	0分（无）	2分（轻）	4分（中）	6分（重）
舌胖	无□	舌微胖，无齿痕□	舌胖或有齿痕□	舌胖明显，有齿痕□
苔腻	无□	苔薄腻□	苔腻较明显□	苔厚腻□
脉濡	无□	脉稍濡□	脉濡较明显□	脉濡明显□
总分				

评价结果：患者治疗前 TC 6.26 mmol/L，TG 1.73 mmol/L，LDL–C 3.71 mmol/L，HDL–C 1.45 mmol/L，中医证候积分为 35 分。

4 周随访，患者于 2020 年 8 月 28 日复查血脂结果为：TC 4.74 mmol/L，TG 1.55 mmol/L，LDL–C 2.72 mmol/L，HDL–C 1.43 mmol/L，中医证候积分为 17 分。

8 周随访，患者于 2020 年 9 月 28 日复查血脂结果为：TC 4.54 mmol/L，TG 1.08 mmol/L，LDL–C 2.62 mmol/L，HDL–C 1.56 mmol/L，中医证候积分为 11 分。

案例二

患者程某，女，51 岁，于 2020 年 8 月 5 日就诊于中国中医科学院广安门医院，身高 160 cm，体重 78 kg。

主诉：阵发性头晕 2 个月余。

现病史：患者 2 个月前无明显诱因出现阵发性头晕，伴见嗜睡。就诊时见头重如裹，偶有乏力气短，言语时喜出长气，肩胛骨内缘酸痛，下肢轻度水肿，畏寒，纳可，便溏，眠可。BMI 30.5 kg/m^2，腰围 102 cm，腹围 106 cm。

生活史：无疫区生活史，平素饮食清淡，夏日喜饮冷饮，空调昼夜不停。

家族史：母亲患有血脂异常 40 余年。

辅助检查：2020 年 7 月 26 日查头颅 CT 未见明显异常。

2020 年 7 月 28 日查生化全项示 TC 8.26 mmol/L，TG 3.1 mmol/L，LDL–C 5.66 mmol/L，HDL–C 1.67 mmol/L。

中医诊断：血浊病，湿浊痹阻证。

西医诊断：原发性血脂异常。

治疗方案：汽疗之前20分钟启动汽疗仪，进行臭氧自动消毒3分钟。将利湿降脂方煎煮的400 mL药液放入汽疗机的放药口，机器升温，预热至40℃～45℃。机舱内铺置浴巾，患者坐入机舱内，头部暴露在机舱外。汽疗时间每次20分钟。每周2次。

调护方法：治疗期间应减少饱和脂肪酸和胆固醇的摄入，保持有规律的体力活动，维持足够的中等强度锻炼，通过戒烟、限盐等措施降低血压，控制血糖，消除其他心血管疾病危险因素。

评价结果：治疗前TC 8.26 mmol/L，TG 3.1 mmol/L，LDL-C 5.66 mmol/L，HDL-C 1.67 mmol/L。体重78 kg，BMI 30.5 kg/m^2，腰围102 cm，腹围106 cm，中医证候积分为32分。

4周随访，患者于2020年8月28日复查血脂结果为：TC 7.12 mmol/L，TG 2.50 mmol/L，LDL-C 4.35 mmol/L，HDL-C 1.78 mmol/L。体重76 kg，BMI 29.69 kg/m^2，腰围101 cm，腹围105 cm，中医证候积分为18分。

8周随访，患者于2020年9月28日复查血脂结果为：TC 5.19 mmol/L，TG 1.68 mmol/L，LDL-C 3.01 mmol/L，HDL-C 1.99 mmol/L。体重73 kg，BMI 28.5 kg/m^2，腰围99 cm，腹围103 cm，中医证候积分为14分。

案例三

患者陈某，男，59岁，于2020年7月14日就诊于中国中医科学院广安门医院，身高172 cm，体重78 kg。

主诉：胆固醇升高4年，头昏2个月余。

现病史：患者4年前体检发现胆固醇升高至7.3 mmol/L，无明显症状，就诊于社区医院，予他汀类药物口服，复查胆固醇正常后自行停药。患者2个月前体检再次出现血脂升高，伴见头昏，为求中医治疗就诊于我科。就诊时症见头昏沉，易困倦，喜卧，痰多，口黏不渴，便溏，眠可，舌胖，苔白腻，脉濡。BMI 26 kg/m^2，腰围97 cm，腹围100.5 cm。

生活史：无疫区生活史，平素饮食无规律，有时饮食过于油腻，无吸烟史，偶尔饮酒，每日晚饭后慢跑1个小时。

家族史：父母血脂异常。

辅助检查：2020 年 7 月 12 日查头颅 CT 未见明显异常。2020 年 7 月 10 日查颈动脉彩超示双侧颈动脉硬化伴左侧斑块形成，左侧斑块长 0.38 cm，厚 0.16 cm，右侧内中膜增厚 0.12 cm。生化全项示 TC 7.00 mmol/L，TG 2.53 mmol/L，LDL–C 5.13 mmol/L，HDL–C 1.29 mmol/L。

中医诊断：血浊病，湿浊痹阻证。

西医诊断：原发性血脂异常。

治疗方案：汽疗之前 20 分钟启动汽疗仪，进行臭氧自动消毒 3 分钟。将利湿降脂方煎煮的 400 mL 药液放入汽疗机的放药口，机器升温，预热至 40℃～45℃。机舱内铺置浴巾，患者坐入机舱内，头部暴露在机舱外。汽疗时间每次 20 分钟。每周 2 次。

调护方法：治疗期间应减少饱和脂肪酸和胆固醇的摄入，保持有规律的体力活动，维持足够的中等强度锻炼，通过戒烟、限盐等措施降低血压，控制血糖，消除其他心血管疾病危险因素。

疗效指标：主要疗效指标为生化全项的 TC、TG、LDL–C、HDL–C，中医疗效指标为中医证候评分量表。

评价结果：治疗前 TC 7.00 mmol/L，TG 2.53 mmol/L，LDL–C 5.13 mmol/L，HDL–C 1.29 mmol/L。BMI 26 kg/m^2，腰围 97 cm，腹围 100.5 cm，中医证候积分为 30 分。

4 周随访，患者于 2020 年 8 月 10 日复查血脂示 TC 6.34 mmol/L，TG 2.02 mmol/L，LDL–C 3.63 mmol/L，HDL–C 1.86 mmol/L。体重 76.5 kg，BMI 25.9 kg/m^2，腰围 95.5 cm，腹围 98 cm，中医证候积分为 17 分。

8 周随访，患者于 2020 年 9 月 10 日复查血脂示 TC 5.19 mmol/L，TG 1.68 mmol/L，LDL–C 3.11 mmol/L，HDL–C 1.96 mmol/L。体重 73.8 kg，BMI 25 kg/m^2，腰围 94 cm，腹围 96 cm，中医证候积分为 12 分。

案例四

患者李某，女，41 岁，于 2020 年 9 月 1 日就诊于中国中医科学院广安门医院，身高 165 cm，体重 63 kg。

主诉：胸闷头昏 1 个月余。

现病史：患者 1 个月前无明显诱因出现头昏，伴见胸闷气短，2020 年

8月27日于我院就诊行心电图检查示ST-T改变，提示心肌缺血；血脂检查示TC 6.35 mmol/L。为求中医治疗就诊于我科。就诊时症见头昏，胸闷气短，阴天时胸闷加重，白天困倦，嗜睡，脘腹痞满，肢体困重，双下肢轻度水肿，纳少，眠可，二便调，舌淡，苔白厚腻，脉沉濡。BMI 23.7 kg/m^2，腰围82 cm，腹围88 cm。

生活史：无疫区生活史，饮食规律，有时饮食过于油腻。无吸烟史，无饮酒史，运动量偏小。

中医诊断：血浊病。

西医诊断：原发性血脂异常。

治疗方案：患者中年女性，平素头昏嗜睡，胸闷，舌胖，苔白厚，有齿痕，脉濡。以上皆为湿浊痹阻之象，主要病理产物为湿浊。治疗当化浊祛湿，根据其现有症状选择冯氏汽疗调脂法治疗，以化浊祛湿降脂。

调护方法：治疗期间应减少饱和脂肪酸和胆固醇的摄入，保持有规律的体力活动，维持足够的中等强度锻炼，通过戒烟、限盐等措施降低血压，控制血糖，消除其他心血管疾病危险因素。

评价结果：治疗前TC 6.35 mmol/L，TG 2.53 mmol/L，LDL-C 3.57 mmol/L，HDL-C 1.18 mmol/L。体重62.5 kg，BMI 23.5 kg/m^2，腰围82 cm，腹围88 cm，中医证候积分为33分。

4周随访，患者于2020年8月28日复查血脂示TC 5.76 mmol/L，TG 2.01 mmol/L，LDL-C 3.12 mmol/L，HDL-C 1.34 mmol/L。体重62 kg，BMI 23.3 kg/m^2，腰围82 cm，腹围87 cm，中医证候积分为20分。

8周随访，患者于2020年9月28日复查血脂示TC 4.97 mmol/L，TG 1.45 mmol/L，LDL-C 5.13 mmol/L，HDL-C 1.98 mmol/L。体重62 kg，BMI 23.3 kg/m^2，腰围82 cm，腹围87 cm，中医证候积分为14分。

马氏竹技药灸法

技术持有人——马坦康

马氏竹技药灸传承人马坦康出生于 1979 年，毕业于原贵阳中医学院，是马氏中医第七代传承人，药灸技术第五代传承人。马坦康秉承祖上医德医风及灸疗经验，承袭祖上药灸技术及配方，勤求古训，博采众长，在医疗实践中，不断开拓创新，将马氏竹技药灸技术的治疗范围由祖上治疗腰椎间盘突出症疼痛扩大运用在治疗腰椎间盘突出症腰痛、脾胃病症、妇科男科杂症、慢性疲劳综合征等上面并取得很好的疗效！操作上由灸督脉扩大到膀胱经多穴并灸、神阙灸等，且效果良好。不断优化灸疗竹圈及灸药配方，并成功申请了实用新型专利保护。近年来，将竹技药灸技术由治疗灸推广到社区居民保健灸，并取得良好效果，深受社区居民喜爱。

一 技术源流

马氏竹技药灸法，是将马氏祖方配制的中药粉（图 5-1）调制后放入特定规格竹圈内压紧，置艾绒于其上，对相应经络腧穴进行施灸的一种民间特色灸疗技术，源自贵州省毕节市金沙县，是马氏中医传承人马坦康等秉承马氏祖上多年行医经验，将祖上药灸技术加以改进并创新，形成的别具特色的竹技药灸疗法。马氏竹技药灸法历经八十多年的临床积累，总结得出：马氏竹技药灸法对腰椎间盘突出症腰痛、慢性疲劳综合征、胃脘痛、暑湿感冒、体虚感冒、妇女绝经前后诸症、睡眠障碍等诸多病症疗效显著。马氏竹技药灸法经过多年的临床实践并不断优化，在为患者解决病痛的同时，也因其灸疗工具和方法的改进提高了灸疗效率。

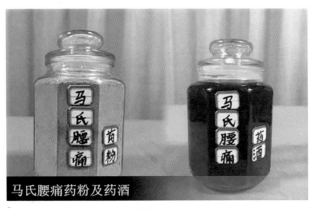

图 5-1

二 操作方法

准备工作

施灸者与受灸者做灸法前进行交流。了解受灸者的既往史及现病史，全面了解受灸者的身体状况，然后告知受灸者需要进行的灸法项目及注意事项。

灸疗前施灸者衣着宽松、大方、得体。受灸者全身放松，俯卧于治疗床上，充分暴露腰部。

材料、器具准备与要求

❶ 材料、器具准备

（1）竹圈：取内径 × 高为（4.5 ～ 5.5）cm×4 cm、去掉内部竹膜、边缘打磨光滑的竹圈（图 5-2）。

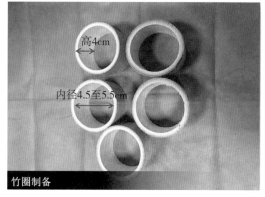

图 5-2

（2）药粉：霸王香、六马香、满林香各 1000 g，真金草、祛毒草各 500 g，土牛膝 500 g，铁扫帚（威灵仙）500 g，木香 250 g，长生草（独活）500 g，姜黄 250 g，四大金刚（四块瓦）500 g，肉桂 250 g，金盆草（细辛）250 g，木瓜 250 g，蝇毒草（透骨草）500 g，川芎 250 g，桑寄生 200 g，桂枝 250 g，金毛狗脊 250 g，山栀 250 g。全部药材混合后过 100 目筛药材粉碎机器打成超微细粉，密封、避光、常温保存。

（3）药酒：霸王香、六马香、满林香各 1000 g，真金草、祛毒草各 250 g，马耳朵（羊耳菊）250 g，牛尾七（竹根七）200 g，川牛膝 200 g，金盆草 200 g，川芎 200 g，爬岩姜 250 g，长生草 200 g，伸筋草 250 g，松节 100 g，铁扫帚 500 g，白芷 250 g，大血藤 250 g，山栀 100 g，铁鸡笊（万寿竹）500 g，石菖蒲 500 g，桑寄生 200 g，金毛狗脊 250 g，川续断 200 g，锯藤根 500 g，肉桂 200 g，鸡血藤 250 g，杜仲 200 g，四大金刚 250 g，毛脚英（仙鹤草）250 g，小茴香 250 g。泡入 200 斤 45 ～ 53 度白酒中，密封、避光、常温浸泡 7 天后备用。

（4）艾绒：精制艾绒（图 5-3）。

（5）辅助工具：电子秤、30 mL 量杯、勺子、弯盘、不锈钢碗、灸疗操作盘、棉签、点火枪、镊子、模具等（图 5-4）。

（6）艾炷模具：选用能做出底部直径为 4.5 cm、高 4.0 cm 的宝塔形艾炷模具（图 5-5）。

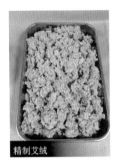

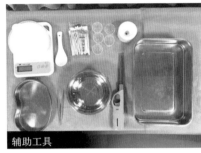

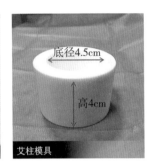

图 5-3　　　　　　　　　图 5-4　　　　　　　　　图 5-5

❷ 施灸部位

腰夹脊（双）、命门、肾俞（双）、腰阳关（图 5-6）。

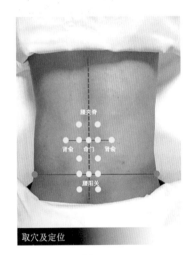

图 5-6

❸ 施灸体位

施灸体位的选择，应以施灸者操作方便，操作时受灸者感到舒适为原则，常采用俯卧位。

❹ 施术周期

每日治疗 1 次，6 次为 1 个疗程，2 个疗程间隔 1 天，一共治疗 2 个疗程。

⑤ 环境

清洁卫生，避免污染，温度适宜，通风良好。

三 诊 断

诊断标准根据胡有谷编著的《腰椎间盘突出症》（第 4 版）中的诊断标准及 2009 年中华医学会编著的《临床诊疗指南——骨科分册》诊断：

（1）腿痛重于腰痛，腰痛或下肢疼痛呈典型的根性坐骨神经痛；

（2）有局限性压痛、放射痛或叩击痛，部分患者可出现强迫体位；

（3）脊神经分布区域（L4、L5、S1）下肢感觉异常、肌肉萎缩、肌力减弱；

（4）以下三个体征中的一种为阳性：直腿抬高加强试验为阳性，直腿抬高试验小于 50°，健肢直腿抬高试验阳性；

（5）X 线片、CT 检查、腰椎 MRI 或脊髓造影阳性，并与临床症状相符。

符合以上各项才能诊断为腰椎间盘突出症。

四 腰椎间盘突出症腰痛灸法

药粉药饼调制与操作步骤

马氏竹技药灸法药粉粉饼每次治疗时现制现用，仅用一次。

1. 用 30 mL 量杯量取马氏腰痛药酒 25 mL，用电子秤称取马氏腰痛药粉 15 g。15 g 药粉、25 mL 药酒为一个药粉粉饼量（图 5-7）。

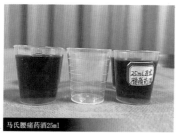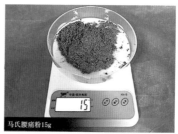

图 5-7

2.将治疗用马氏腰痛药粉倒入不锈钢碗中，与马氏腰痛药酒按 15 g：25 mL 的比例混合调匀（图5-8）。

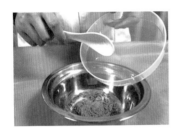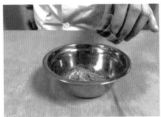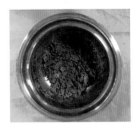

图5-8

3.马氏腰痛药粉与药酒按 15 g：25 mL 的比例搅拌调匀后，放入竹圈内压紧至 1.3 ～ 1.5 cm 处（图5-9）。

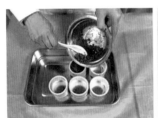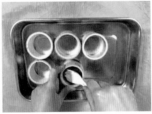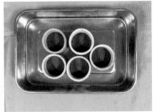

图5-9

4.称取 3 g 艾绒，放入艾炷模具内。将艾绒压紧，使之成型（3 g 艾绒为 1 个艾炷量）（图5-10）。

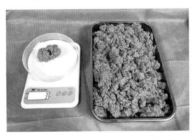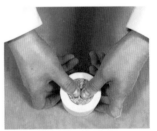

图5-10

5.压紧后用棉签棍将艾炷从艾炷模具的圆孔中轻轻推出（图5-11），置于药灸器具上。

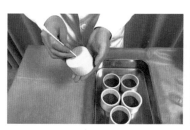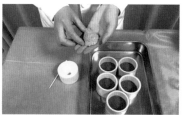

图 5-11

6.制作完成 5 个艾炷后，将艾炷置于竹技药灸器具内，用点火枪在操作台上将艾炷从顶端点燃进行预热（时间约 12 分钟）（图 5-12）。

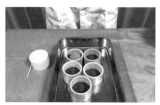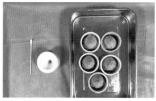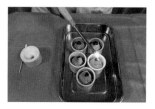

图 5-12

7.预热期间，用同样的制作艾炷方法将灸疗用的 15 壮艾炷制好备用（图 5-13）。

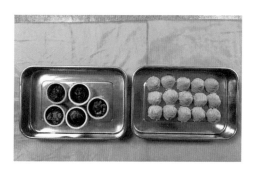

图 5-13

8.艾炷燃尽，预热完成，用镊子将艾灰从竹技药灸器具内夹出，置于弯盘里，更换艾炷（图 5-14）。

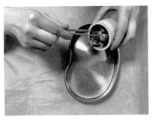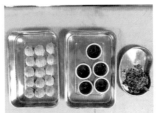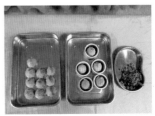

图 5-14

9. 嘱患者俯卧在治疗床上，充分暴露腰部。穴位定位：两髂嵴最高点连线中点为第 4 腰椎棘突，第 4 腰椎棘突下即为腰阳关，第 2 腰椎棘突下为命门，旁开 1.5 寸为肾俞（双），第 1 ~ 5 腰椎棘突旁开 0.5 寸为腰夹脊穴（双）。

10. 将更换艾炷后的竹技药灸器具放置在施灸腧穴处（图 5-15）。

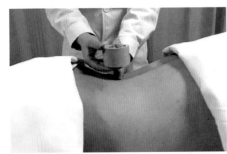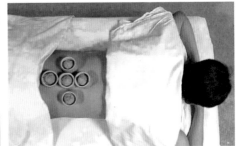

图 5-15

11. 放置好竹技药灸器具后，用点火枪从艾炷顶端逐一将 5 个艾炷点燃（图 5-16）。

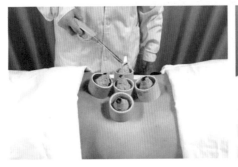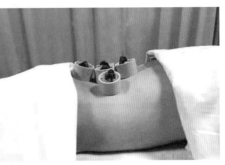

图 5-16

12.在灸疗过程中，当受灸者有灼痛感时，施灸者可将竹技药灸器具前后左右移动或将其稍上提，待温度下降稍许，再置于腧穴上施灸。

13.第1壮燃尽后，用镊子逐一将艾灰夹出置于弯盘里，再放置第2壮艾炷，用点火枪点燃艾炷继续施灸，共灸足3壮（图5-17）。

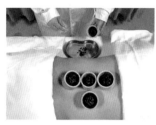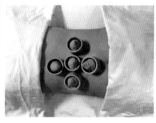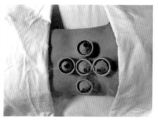

图 5-17

14.3壮灸毕，用软毛巾将患者腰部轻拭干净。

15.施灸结束后，嘱患者平躺休息10分钟，避风寒。

施灸后的正常反应

施灸后，施灸局部皮肤多有红晕灼热感，无须特殊处理，保持施灸部位洁净，避免表皮溃疡引发感染。

施术的善后与处理

若施灸过程中对表皮基底层以上的皮肤组织造成灼伤可发生水肿或水疱。如水疱直径在1 cm以内，不需要任何处理，待其自行吸收即可；如水疱较大，直径大于1 cm，可用消毒针或无菌针灸针刺破疱皮放出水疱内容物，涂搽消炎药膏以防止感染；若情况严重，请专科医生协助处理。

注意事项

1.灸疗前向患者详细介绍操作流程，以取得患者配合。

2.灸疗过程中，施灸者不允许接听电话或离开治疗室，注意观察受灸者灸疗过程中的反应。受灸者在灸疗过程中不可随意挪动身体或用力咳嗽，以免竹技药灸器具掉落发生烫伤。

3.受灸者在灸疗完成后可喝一杯温水。

4.艾炷不可贴近竹圈内壁，以免施灸时烧焦灸疗器具。

5.面部、四肢末端以及凹凸不平的部位不宜使用竹技灸法。

6.如受灸者感到灼痛，可将药饼左右上下移动或稍向上提，以防止烫伤。

7.若移动竹技药灸器具，需注意防止药粉粉饼从竹圈内脱落发生烫伤。

8若灸疗过程中出现皮肤过敏反应，应立即停止施灸，并涂搽抗过敏药膏。

9.注意晕灸的发生。若发生晕灸应立即停止施灸，使受灸者头低位平卧，注意保暖，轻者休息片刻，或服以温水后即可恢复；重者掐按人中、内关、足三里即可恢复；严重者按晕厥处理。

10.受灸者在精神紧张、大汗、劳累后、过饱或饥饿时不适宜应用本法。

11.传染病、皮肤病患者进行灸疗时，其灸疗器具专人专用。

五　禁忌人群

1.有精神疾患或者不能配合者。

2.过敏体质或对含本处方制剂相关药物有过敏史者。

3.极度疲劳、过饥、过饱、醉酒、大汗淋漓、情绪不稳定者。

4.严重皮肤病患者及施灸部位有外伤者。

5.妊娠期及不宜灸疗体质者。

6.糖尿病患者、皮肤敏感者、皮肤感觉减退者慎用。

六　说　　明

通过百余年的临床实践总结出马氏竹技药灸法对以下病症疗效显著：①腰椎间盘突出症腰痛；②慢性疲劳综合征；③体虚感冒；④胃肠神经官能症；⑤带状疱疹、黄褐斑；⑥神经性头痛；⑦阳痿、早泄；⑧痛经、绝经前后诸症。

苗医弩药桑枝棒疗法

技术持有人——王　政

　　王政，出生于1963年，苗医弩药桑枝棒疗法技术持有人，中国民族医药学会苗医药分会副会长，贵州省针灸学会常务理事，贵州省第一批民族民间医（药）师传承工作室导师。通过30多年临床经验的积累，除了对苗医学有独特专研，还能将苗医学与中医学的理论融会贯通，将来源于苗族民间的弩药液与桑枝棒疗法相结合，形成了民间特色诊疗技术——苗医弩药桑枝棒疗法。

一 疗法简介

名称及源流简介

    苗医弩药桑枝棒疗法以桑枝棒疗法结合苗医弩药液，是中医与苗医相结合的外治法的典型代表。苗医弩药液由五味道地苗药经苗医民间泡制方法泡制而成，具有祛风除湿、通络止痛、通气散血之功，主治关节疼痛、风湿性关节炎、颈肩腰腿痛等症。桑枝为桑科植物桑的嫩枝，"入肺、肾二经"，具有祛风湿、通经络、消痹痛、舒筋利关节的作用。苗族人民在长期的医疗实践活动中，将桑枝棒结合苗医弩药液，形成了具有苗医特色的苗医弩药桑枝棒疗法。该疗法将推拿按摩、穴位刺激、药物外治等多种方案相结合，是中华民族在与疾病的斗争中不可缺少的有力武器，目前仍在苗族民间广泛使用。

桑枝棒的制作

    1.准备去皮阴干的桑枝5根、剪刀1把、棉线1卷、直尺1把、桑皮纸3张（每张长约100 cm，宽约45 cm）（图6-1）。

    2.用直尺量桑枝的直径及长度，以直径1 cm，长约40 cm的桑枝为佳（图6-2）。

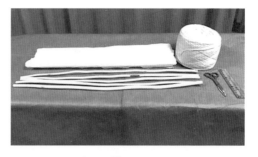

图 6-1

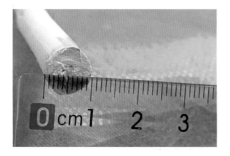

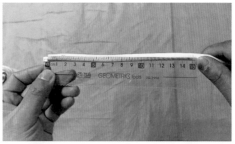

图 6-2

3.用棉线将每根桑枝盘旋式缠绕。开始缠绕时，应连续打3个活结，缠绕时用力拉紧棉线，向下紧密缠绕，直至桑枝末端2 cm处，用活结继续缠绕1 cm。每根桑枝均做以上处理（图6-3）。

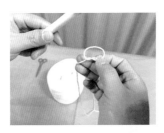
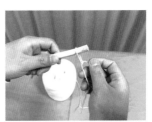
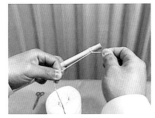
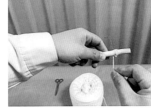
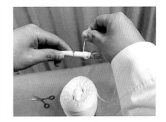

图 6-3

4.将棉线缠绕好的5根桑枝进行组合，其中3根平行排列，其余2根放于其上，用棉线按照单根桑枝缠绕的方式继续缠绕至末端1 cm处，形成初步的桑枝棒（图6-4）。

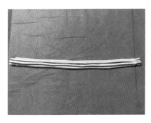
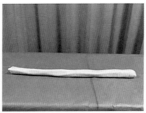
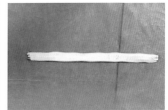

图 6-4

5.将3张桑皮纸平铺于操作桌上，将初步形成的桑枝棒对准桑皮纸的宽边（图6-5），向前边转动桑枝棒，边拉紧桑皮纸，用桑皮纸将桑枝棒紧密缠绕，直至桑枝棒在桑皮纸上转动5周，用剪刀剪断桑皮纸。

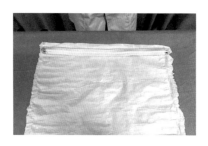

图 6-5

6.用棉线继续按照缠绕单根桑枝棒的方式，将缠绕桑皮纸的桑枝棒再缠绕一次（图 6-6）。

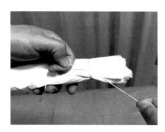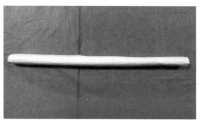

图 6-6

7.自制布袋，包装备用。

注意事项：①桑枝最好选择 3 年及以上桑树的枝干，枝条笔直而分支少者为宜，秋季采集者最佳，采集后去皮阴干。②缠绕每根桑枝时，在第一次缠绕时用活结缠绕 3 次。均应在开始缠绕及缠绕结束时留出 1 cm 左右，以免棉线滑脱。③缠绕棉线时，应将棉线拉紧，紧密缠绕。④缠绕桑皮纸时，边缠绕边拉紧桑皮纸，以免桑皮纸皱褶，缠绕不均匀。⑤在第 6 步中，开始缠绕时及缠绕结束时，均应将多余桑皮纸折叠整理，以便形成圆滑的棒头。

苗医弩药液

❶ 药物组成

包家利幼（生草乌）20 g，斗珍空（透骨香）50 g，嘎八叉赊（黑骨藤）30 g，嘎炯豆丢劳（八角枫）15 g，大血藤 15 g。

❷ 制法

将以上药材粉碎成粗粉，置于陶瓷容器内，加白酒 1500 mL（乙醇含量为 50％），用冷浸法制备。15 天后滤过药渣而成弩药液，装瓶密封备用。

❸ 性状

棕色澄清液体。

❹ 功效

祛风除湿，通络止痛，通气散血。

❺ 主治

关节疼痛，风湿性关节炎，颈肩腰腿痛等。

❻ 安全性研究

有研究者通过动物实验研究证实弩药液皮下给药对动物的急性毒性很小，安全，可以提供临床试用，且通过皮肤实验及皮肤过敏实验表明弩药液对实验大鼠皮肤无刺激，也无过敏反应。

二 操作规范（以颈型颈椎病为例）

诊断

施术者站立于受术者身后，以手触受术者的胸锁乳突肌、颈椎及周围软组织，以明确颈部肌群紧张情况，以及颈椎旁肌、斜方肌或胸锁乳突肌等肌肉压痛情况。结合受术者的颈椎正侧位片结果相互印证，相互补充，以便明确诊断。

治疗前准备

1. 器具准备：桑枝棒 1 根，弩药液，棉签 1 包，75％ 医用酒精 1 瓶，5 mL 量杯 1 个。

2. 施术者与受术者做治疗前的交流，了解受术者的既往史及现病史，全面了解受术者的身体状况，然后告知受术者需要进行的治疗及注意事项。

3. 治疗前施术者洗手清洁，衣着整洁。受术者调整呼吸，全身放松，端坐于 40 ~ 50 cm 高的低背靠椅上或俯卧于治疗床上。

操作方法

❶ 循经拍打法

【手法操作要领】

施术者右手呈握拳状持桑枝棒中部，以腕关节为发力点，棒头 2 ~ 4 cm 为着力点，棒头紧贴于治疗部位，上下挥手臂，边拍打边缓慢向下移动，拍打时棒头应垂直体表，迅速弹起，平稳而有节律性地平击施术部位。

【图文解说循经拍打法】

（1）受术者放松，充分暴露治疗部位，正坐于 40 ~ 50 cm 高的低背靠椅上。施术者站于受术者身后。

（2）标记治疗穴线，包括左、右风池穴至肩峰外侧缘的连线，督脉天柱穴与至阳穴的连线，左、右两侧膀胱经第一侧线（约当大杼穴至膈俞穴连线），左、右两侧膀胱经第二侧线（约当肩外俞穴与膈关穴连线）（图 6-7）。

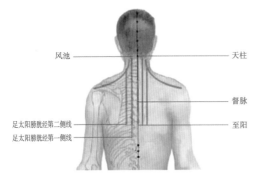
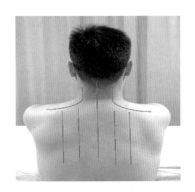

风池　　　　　　　天柱

督脉

至阳

足太阳膀胱经第二侧线
足太阳膀胱经第一侧线

图 6-7

（3）用 75% 酒精棉签从治疗部位中间向两侧开始消毒，左右对称性操作（图 6-8）。

（4）将弩药液喷洒在无菌棉签上，用被弩药液浸湿的棉签涂抹治疗部位，以局部湿润为度。

（5）若左侧颈项部疼痛明显，则治疗从左侧开始。施术者右手呈握拳状持桑枝棒中部，以腕关节为发力点，棒头 2 ~ 4 cm 为着力点，棒头紧贴于左侧风池穴处，先从上向下拍打，边拍打边缓慢向下移动，拍打

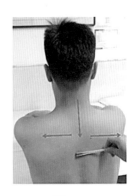

图 6-8

时棒头应垂直体表，迅速弹起，动作连续有节奏。击至颈肩结合处，再从内向外循经拍击，拍击至肩峰外侧缘（图6-9）。

（6）拍打至肩峰外侧缘时，拍打方向则为从外向内，从下往上循经拍打（图6-10），右侧风池穴至肩峰外侧缘的拍打方法同左侧。

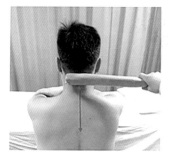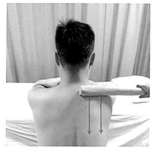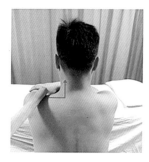

图 6-9　　　　　　　　　　　　　　　　　　　图 6-10

注：拍打督脉时，先从上往下拍，然后再从下往上拍。拍打膀胱经时，左侧的第一侧线、第二侧线同时拍打，从上向下，再从下向上。拍打右侧膀胱经时，同样是第一侧线、第二侧线同时拍打，从上向下，再从下向上。

❷ 穴位按法

【手法操作要领】

施术者两手呈握拳状交叉握住桑枝棒中部，肩关节放松，以腕关节为支点，桑枝棒棒头垂直作用于穴位，逐渐用力向下按压。用力要由轻到重，稳而持续，当按压力达到所需的力度后，要稍停片刻，即所谓的"按而留之"，然后逐渐递减力量，再做重复按压。

【图文解说穴位按法】

（1）受术者充分暴露治疗部位。正坐于 40 ~ 50 cm 高的低背靠椅上，施术者站于受术者身后。

（2）标记治疗穴位：双侧肩井穴（在肩胛区，第 7 颈椎棘突与肩峰最外侧点连线的中点），双侧天柱穴（在颈后区，横平第 2 颈椎棘突上际，斜方肌外缘凹陷中），双颈百劳穴（在颈项部，大椎穴上 2 寸，后正中线旁开 1 寸），双大杼穴（在脊柱区，第 1 胸椎棘突下，后正中线旁开 1.5 寸）（图 6-11）。

（3）在操作穴位按法时，施术者两手呈握拳状交叉握住桑枝棒中部，肩关节放松，以腕关节为支点，桑枝棒棒头垂直作用于穴位，逐渐用力向下按压。用力要由轻到重，稳而持续，使刺激感充分到达机体深部（图6-12）。

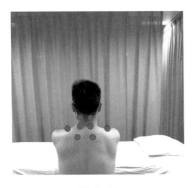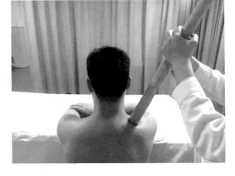

图6-11   图6-12

❸ 穴位揉法

【手法操作要领】

施术者沉肩，腕关节放松，一手呈握拳状握住桑枝棒棒头4～5 cm处，另一手握住桑枝棒尾端3～4 cm处，棒头吸定于治疗穴位上，以肘关节为支点，前臂做主动运动，带动腕关节来使桑枝棒在治疗穴位上做环旋揉动。

【图文解说穴位揉法】

（1）受术者充分暴露治疗部位，正坐于40～50 cm高的低背靠椅上。

（2）治疗穴位标记：双侧风池穴（在颈后区，枕骨之下，胸锁乳突肌上端与斜方肌上端之间凹陷中），肩中俞（在脊柱区，第7颈椎棘突下，后正中线旁开2寸），秉风穴（在肩胛区，肩胛区中点上方冈上窝中），天宗穴（在肩胛区，肩胛冈中点与肩胛骨下角连线的上1/3与下2/3交点凹陷中），肩井穴（在肩胛区，第7颈椎棘突与肩峰最外侧点连线的中点）。

（3）在操作穴位揉法时，施术者一手呈握拳状握住桑枝棒棒头4～5 cm处，另一手握住桑枝棒尾端3～4 cm处，棒头吸定于治疗穴位上，以肘关节为支点，前臂做主动运动，带动腕关节来使桑枝棒在治疗穴位上做环旋揉动（图6-13）。

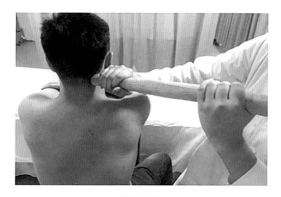

图 6-13

注意事项

❶ 循经拍打法注意事项

（1）施术者握棒姿势、发力点以及棒与受术者皮肤的接触部位是该操作的重点，与治疗效果密切相关，应注意把握。

（2）拍打力量因人而异，从轻到重，以患者能耐受为宜。施术时用力过大，会有伤及椎骨及软组织的风险，力量过小则达不到治疗的目的。因此，施术者的力量要以患者能耐受为度。

（3）操作频率为每分钟 40 ~ 60 次，操作时间为每条穴线约 5 分钟。

（4）施术周期：每次治疗 25 ~ 35 分钟，隔日治疗 1 次，连续治疗 3 次后休息 2 天，治疗 6 次为 1 个疗程，共治疗 1 个疗程。

（5）操作好一条穴线后，再操作另一条穴线。

（6）施术时，施术者应以持久、有力、均匀、柔和的力量进行操作，不可突然发力也不可用暴力。

❷ 穴位按法注意事项

（1）按法讲究按压方向及力量。因此，在操作过程中要严格掌握按压方向及力量。

（2）按法结束后，不宜突然放松，应逐渐递减按压力量。

（3）选取督脉及膀胱经两条侧线上的穴位进行按法操作时，督脉的操作力量不宜过大，以防损伤椎体。

（4）每穴按 1 分钟。

❸ 穴位揉法注意事项

（1）动作要灵活，力量要轻柔。施法时既不可在体表造成摩擦，也不可故意在体表按压。

（2）动作要有节律性，每穴操作 1 分钟，频率在每分钟 100 次左右。

三 适 应 证

苗医弩药桑枝棒疗法可用于治疗颈椎病、腰椎间盘突出症、肩周炎、网球肘、膝骨关节炎、颈源性眩晕、脑卒中后遗症等疾病，也可用于养生保健。

四 禁 忌 证

以下病症禁用苗医努药桑枝棒疗法：治疗部位皮肤破损及凝血功能障碍，骨质疏松及颈椎不稳，妇女妊娠期及哺乳期，合并感染性疾病、严重心脑血管疾病、造血系统疾病等，精神病，肿瘤。

五 注意事项

1.治疗前向受术者详细介绍操作流程，以取得受术者的配合。

2.治疗时根据受术者的病情和体质，选用合适的操作力量，做到集中精力，手法灵活，操作流畅，尽量使受术者在治疗过程中感觉舒适，同时达到治疗效果。

3.治疗过程中，受术者要放松心情，配合施术者的治疗以提高治疗效果。

4.受术者在精神紧张、大汗、劳累后或饥饿时不适宜应用本法。

5.治疗结束后注意治疗部位保暖，避免受风，受术者需按照施术者的要求来操作。

朱玲新罐法综合调理

技术持有人——朱 玲

朱玲，女，1955年5月5日生于云南省昆明市，1982年毕业于云南中医学院。中医副主任医师，全国名老中医管遵惠传承工作室传承人，中国老年保健医学研究会中医保健技术分会委员会委员，中华中医药学会外治分会委员，云南中医药学会民营中医机构管理专业委员会委员。曾在中国中医科学院针灸研究所进修，跟随郭效宗、程红峰、吴希靖等名老中医学习针灸、点穴、推拿、耳穴诊疗技术，1987年跟师云南省针灸名家文士杰之子文暄学习文家针法，2013年拜于管遵惠老师门下学习管氏针灸。2009—2014年任昆明圣爱中医馆外治疗法学术带头人、外疗部技术总监，2015年至今任易和堂中医经络馆技术总监。

一 背部操作

准备

请受术者俯卧于治疗床，调整呼吸并处于自然放松状态，与受术者做调理前的交流，询问受术者身体状况，告知受术者调理项目及调理用时（图7-1）。

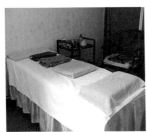
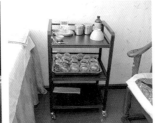
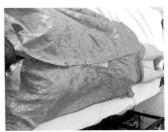

图 7-1

背部手法操作

❶ 双掌心背部展油

【操作】

施术者将精油均匀地涂抹于双手掌，然后自大椎由上往下反复推督脉、膀胱经及整个背部，往返3 ~ 5次（图7-2）。

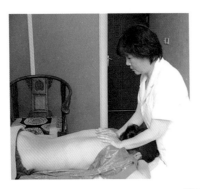
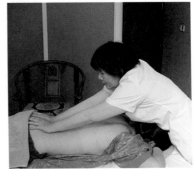

图 7-2

【作用】

精油按摩可加速精油渗透并作用于身体的穴位、经络和局部组织。配合手法渗透力更强，可以放松肌肉，解除疲劳，疏通经络，平衡阴阳，调和脏腑气血功能。

❷ 推督脉、膀胱经

【操作】

双掌微曲，呈空拳状，掌背四指指关节往下推督脉、膀胱经，返回时双掌心向下，由下往上推，往返 3 ~ 5 次（图 7-3）。

【作用】

疏通经气，调和脏腑气血功能。

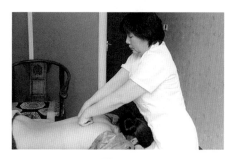

图 7-3

❸ 包推腋中线

【操作】

接上动作，双掌由肩部滑入腋后线，虎口式，掌心由腋下推至髋关节下凹，返回时由体侧向内、向上至腋下，往返 3 ~ 5 次（图 7-4）。

【作用】

疏理身体两侧经脉，疏肝利胆。

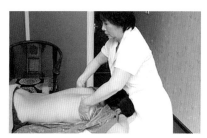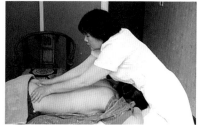

图 7-4

❹ 推肩井

【操作】

空拳，掌背横推肩井区，由颈侧推至肩井穴，10 ~ 20 次（图 7-5）。

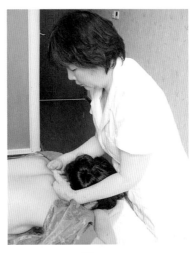

图 7-5

❺ 揉摩风池、安眠区

【操作】

空拳，四指关节平放于风池穴处，转动手腕以带动四指揉摩完骨下凹陷处、安眠区，8 ~ 16 次。

【作用】

疏通肩颈、脑后脉络，促进大脑供血，还可安神定志，缓解疲劳。

❻ 点穴手法

【操作】

点膀胱经旁开 1.5 寸肝俞、胆俞、脾俞、胃俞、三焦俞、肾俞、气海俞、大肠俞至八髎穴。用大拇指指腹点于穴上，力度缓缓下沉，由浅入深，由轻到重，点到位后停顿 3 ~ 5 秒，再缓缓起手，移动到下一个穴位。点膀胱经旁开 3 寸处起止同上，各 1 ~ 2 次。

【作用】

刺激穴位，调和脏腑气血阴阳。

❼ 平衡手法

【操作】

双掌平贴皮肤做绕圆推摩，右手向右运转推摩，左手同时向右交替运转推摩，当左右手重叠时向右交替运转推摩。当左右手重叠时，左手在上，右手在下，2 次（图 7-6）。

【作用】

舒缓放松身体。

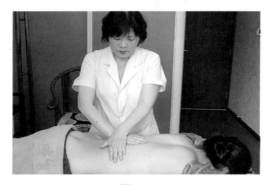

图 7-6

❽ 揉摩命门、肾俞

【操作】

掌心揉摩命门、肾俞，各 12 ~ 15 次（图 7-7）。

【作用】

益肾强身，壮腰固精。

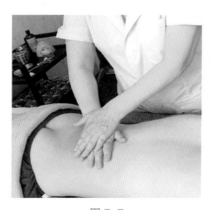

图 7-7

❾ 揉长强穴

【操作】

大鱼际置于尾骨处揉摩长强穴，再揉摩尾骨两侧，先左侧后右侧，12 ~ 15 次（图 7-8）。

【作用】

益肾强身，壮腰固精。

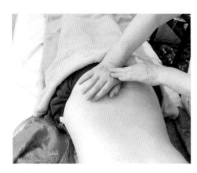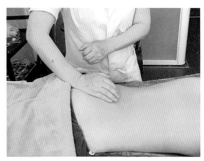

图 7-8

❿ 按摩八髎穴

【操作】

以双手拇指指腹点八髎穴，由上往下，反复点 3 ~ 5 次，再以双手拇指指腹前后交替横推八髎区，先左侧后右侧，每侧推 8 ~ 12 次（图 7-9）。

【作用】

以指代针，刺激穴位，用于调理前后二阴疾病、妇科病、前列腺病。

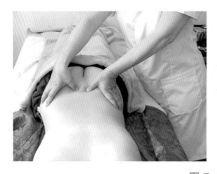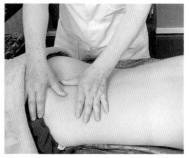

图 7-9

⑪ 搓腰部

【操作】

双手小鱼际相合，平放于腰部，做两手相搓动作，以快速发热，先慢后快，直至搓热，每分钟 30 次（图 7-10）。

【作用】

温经散寒，益肾助阳。

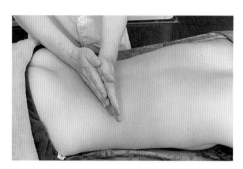

图 7-10

⑫ 推膀胱经、包推腋中线

【操作】

平衡手法推膀胱经、包推腋中线，操作方法同上（图 7-11）。

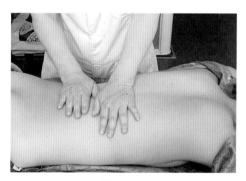

图 7-11

⑬ 横推全背

【操作】

掌心横推全背 30 秒至 1 分钟（图 7-12）。

【作用】

舒缓放松，安抚身体。

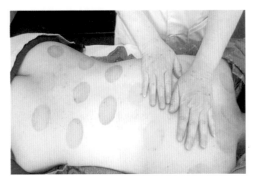

图 7-12

背部走罐操作

❶ 推摩揪罐

【操作】

闪火法拔罐，双手扶罐，提揪起肌肤小幅度反复推摩（图 7-13）。推上焦督脉、膀胱经、肩胛区，每部位反复推 8 ~ 12 次；弧形推项背，每圈 8 ~ 12 次，连续 3 圈；肩井穴区，每侧推 20 ~ 30 次。

【作用】

疏通经络，活血散瘀，行气开郁，消积散结。既可大面积揪起皮肤，最大限度地分离皮层、肌层或更深层，又可纵向深入疏通及横向分层疏通。

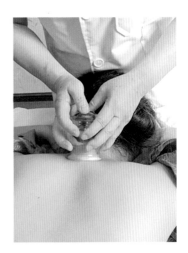

图 7-13

【主治】

祛风散寒，清热毒，祛湿，化痰祛瘀，调理上呼吸道感染、慢性支气管炎、风寒湿痹、肩颈痛、胸闷胀痛等。

② 摩揉罐

【操作】

闪火法拔罐，双手扶罐，提罐在一个部位绕摩。摩揉天宗穴区，每侧摩 10 ~ 20 次（图7-14）。

【作用】

有较强的疏通作用。

③ 按摩罐

【操作】

闪火法拔罐，单手扶罐，手掌下压，小幅度来回推罐，罐口平贴肌肤，力度均衡，每部

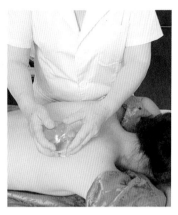

图 7-14

位推 3 ~ 5 次。行按摩罐横推中焦，小幅度往返横推督脉、膀胱经，先左侧后右侧，每侧推 3 ~ 5 次。

【作用】

除疏通经脉外，还可排除瘀滞，且力度更易渗透，操作更省力，更简单易学。

④ 拔夹脊罐

【操作】

闪火法拔罐，一侧罐缘定于夹脊沟内，一手拿紧罐身，另一手定位引罐前行，边拔边走，由内向外，由上往下 2 ~ 3 次。拔夹脊罐，由大椎至肾俞，往返推拔 2 ~ 3 次（图 7-15）。

【作用】

常用于脊柱两侧夹脊凹。常规

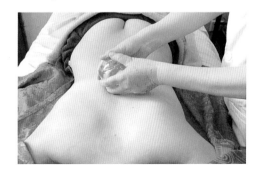

图 7-15

调理时，易忽视对此夹脊通道的操作，而此通道的肌肉、韧带又极易粘连、硬化，造成远端的不适或疾病。此通道又在督脉和膀胱经之间，疏通此通道可协助督脉、膀胱经更好的贯通，达到调整脏腑气血、舒缓止痛、调和脊柱

功能的作用。

❺ 推夹脊罐

【操作】

闪火法拔罐，一侧罐缘定于夹脊沟内，一手拿紧罐身下压，一手定位引罐上下滑动，3～5次（图7-16）。

【作用】

按摩夹脊凹，协助拔罐手法调整脏腑气血，舒缓止痛，调整脊柱功能。

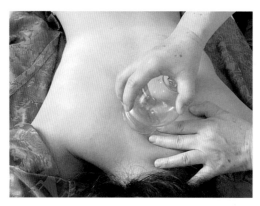

图 7-16

❻ 推拔脊间韧带罐

【操作】

闪火法拔罐，双手扶罐，一侧罐缘定于脊间，一手拿紧罐身，一手定位，轻柔和缓推拔脊间韧带，边拔边走，由上往下舒缓放松脊柱。由大椎至肾俞，每椎拔4次，边拔边走，由上往下，1～2次（图7-17）。

【作用】

增强脊柱功能，活化脊间韧带，恢复韧带弹性。

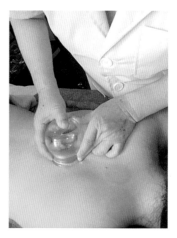

图 7-17

⑦ 横推带脉

【操作】

按摩罐法横推带脉 30 秒至 1 分钟（图 7-18）。

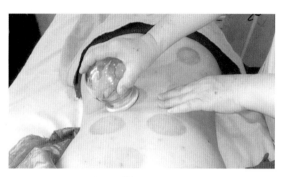

图 7-18

⑧ 推揉拔罐

【操作】

定好位置，闪火法拔罐。双手扶罐，罐的重心偏于一侧，仅用一侧之力下压，并同时向前推运，反复 5 ~ 8 次。向前移动 1 寸，再重复动作。推揉拔腰部 4 分钟（图 7-19）。

【作用】

疏调腰部经脉，缓解疼痛。

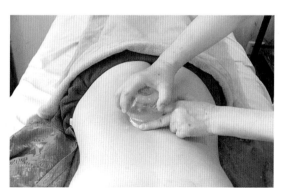

图 7-19

⑨ 绕摩八髎穴

【操作】

操作方法同绕摩天宗，1 分钟。

⑩ 推揉拔臀部、秩边、环跳

【操作】

同推摩揪罐法，4分钟（图7-20）。

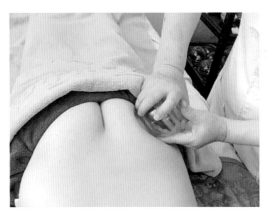

图 7–20

⑪ 横推全背

【操作】

同按摩罐法，自上而下横推全背1分钟（图7-21）。

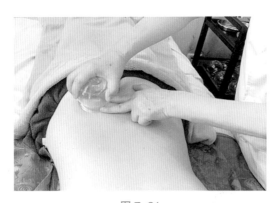

图 7–21

药物透皮调理

❶ 操作流程

于背部铺纱布从颈椎至长强穴，或分为上、中、下三焦分别用药。滚开水调药，待温度合适敷药于纱布上，药宽约 7 cm，厚约等同于一元硬币。敷好药后，贴保鲜膜，盖上毛巾，理疗包加热后放置于毛巾上热敷（图 7-22）。

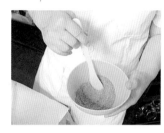

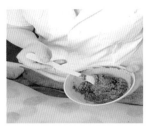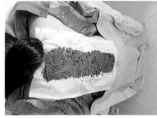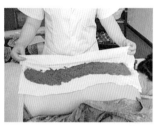

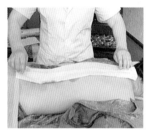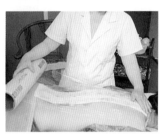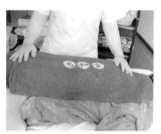

图 7-22

❷ 参考药方

血府逐瘀汤、桂枝汤。

适应证

1.颈椎病、腰椎病、颈背腰痛、慢性肩背腰部肌肉劳损等。

2.祛除风、寒、湿、痰、瘀、热之邪，适用于感冒、咳嗽、胸闷胀等。

3.失眠、烦躁易怒、乳房胀痛等。

4.卒中后遗症。

5.脂肪瘤。

6.头痛眩晕，神疲乏力，面色晦暗，肢体麻木，记忆力下降，注意力不集中，因受寒引起的空调病、月子病。

7.亚健康状态、免疫功能低下、易感、早衰、肥胖、肌肉松弛等。

说明

背部调理的操作可以根据患者的体质、病情，对以上调理方法进行选择组合。如肩颈痛取上焦调理，上呼吸道感染取推摩揪罐、揪痧罐法结合背部调理，腰腿痛取中下焦调理配合腹部调理（图7-23为背部标准罐，图7-24为背部九宫罐）。

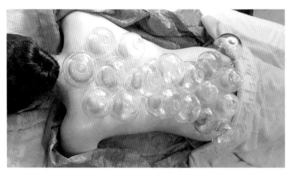 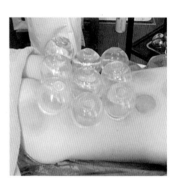

图 7-23　　　　　　　　　　　　图 7-24

二　腹部操作

准备

请受术者仰卧于治疗床，调整呼吸并处于自然放松状态。与受术者做调理前的交流，询问受术者身体状况，告知受术者调理项目及调理用时。

仰卧位手法操作

【操作部位】

中下焦（腹部）。

【作用】

调理肝胆胰脾、胃肠、子宫、前列腺等疾病。

❶ 腹部平衡手法展油

【操作】

按摩师将精油均匀地涂抹于双手掌，双掌平贴皮肤做绕圆推摩，右手向右运转推摩，左手同时向右交替运转推摩，当左右手重叠时，左手在上右手在下，推 5 ~ 8 次（图 7-25）。

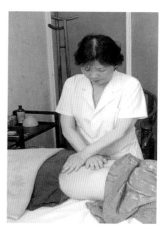

图 7-25

【作用】

舒缓放松，安抚身体。

❷ 理带脉

【操作】

双手交替推拉带脉，推 5 ~ 8 次（图 7-26）。

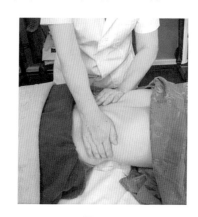

图 7-26

【作用】

理气开郁，疏通壅堵。

❸ 推任脉、胃经、脾经

【操作】

双掌掌跟往下交替推任脉、胃经、脾经，往返 3 ~ 5 次（图 7-27）。

【作用】

放松身体，疏通经脉。

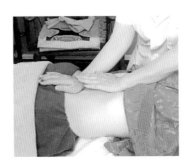

图 7-27

❹ 分拨腹三线

【操作】

双手大拇指相对置于任脉上脘穴处，两手分别向外拨动，边拨边向下移动，直到中极穴处，再拨左右两侧胃经，各重复 2 ~ 3 次（图 7-28）。

【作用】

加强刺激，疏通经脉，调动腹部经气，增强新陈代谢。

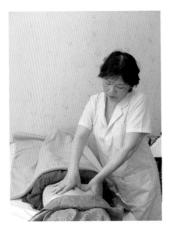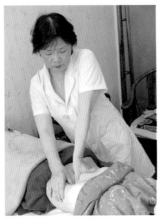

图 7-28

❺ 摩揉两肋

【操作】

用掌跟揉摩肋下，由鸠尾穴至章门穴处，往返 5 次（图 7-29）。

【作用】

放松胁肋，疏理气机，疏调肝脾。

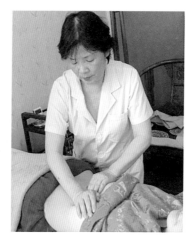

图 7-29

6 拿捏肋部

【操作】

双手拿捏肋部，一手拿捏肋部日月穴区皮肤，一手拿捏肋部章门穴区皮肤，两手相对，左右交替拿捏 8 ~ 12 次（图 7-30）。

【作用】

帮助改善胁肋下脏腑循环，促进脏腑新陈代谢。

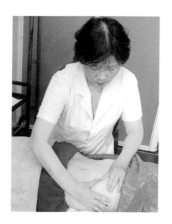

图 7-30

❼ 推肋下缘

【操作】

双掌交替推肋下缘，往返 5 ~ 8 次（图 7-31）。

【作用】

放松胁肋，疏理气机，疏调肝脾。

肋两侧连做以上 3 个步骤，先做左侧，再做右侧。

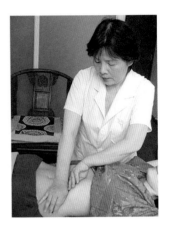

图 7-31

❽ 点肋缘

【操作及作用】

双手大拇指指腹分别点于两肋骨下缘，力度缓缓下沉，由浅入深，由轻到重，点到位后停顿 3 ~ 5 秒，再缓缓起手，移动到下一个点位。由鸠尾穴旁起，一寸一点，至章门穴。以指代针，刺激穴位，调动脏腑功能，调整肝气以和胃气（图 7-32）。

❾ 分推阴阳

【操作】

双手大拇指指腹分别推两肋骨下缘，力度缓慢而沉，由鸠尾穴至京门穴处 3 ~ 5 次。

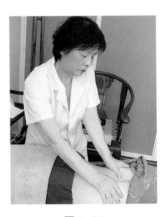

图 7-32

【作用】

放松身体，疏通经脉。

❿ 推三线

【操作】

双手大拇指置于鸠尾穴处，拇指指腹由上往下，推腹中线至肚脐，横推至侧腰。两手四指置于腰部，中指置于肾俞穴，并往上点，颤动 12 次，中指收回，推带脉回腹部，下推脾经至归来穴，并点按归来穴。可重复 3 ~ 5 次（图 7-33）。

【作用】

疏通经脉，调和脏腑。

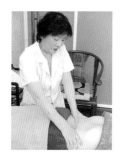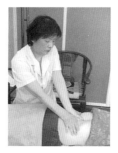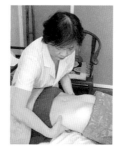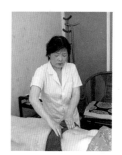

图 7-33

⓫ 腹十字

【操作】

用大拇指指腹点于鸠尾穴上，力度缓缓下沉，由浅入深，由轻到重，点到位后停顿 3～5 秒，再缓缓起手，移动到下一个穴位。由鸠尾穴下起，一寸一点，至中极穴处（图 7-34）。

横线点穴手法同上。第一条横线为中脘横线，第二条横线为神阙横线，第三条横线为中极横线，第四条横线为曲骨横线。可重复点 1～3 次（图7-35）。

【作用】

以指代针，刺激穴位，调动经气，调和脏腑。

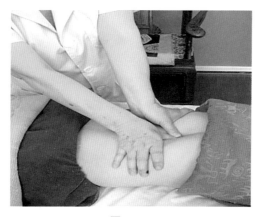

图 7-34

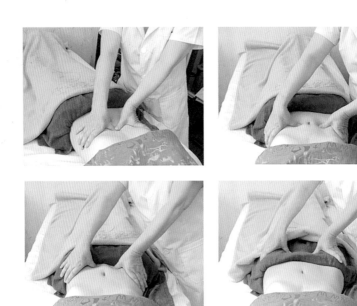

图 7–35

⑫ 揉摩中脘、神阙、关元

【操作】

掌心朝下，按压摩揉中脘穴、神阙穴、关元穴，各 20 ~ 30 次（图 7-36）。

【作用】

放松身体，疏通经脉，引气归元。

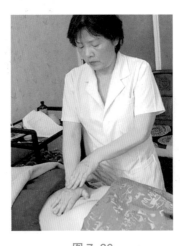

图 7–36

⑬ 推运结肠

【操作】

掌微曲，呈空拳状，掌背四指指关节置于左侧水道穴处，转动手腕以带动四指旋揉，并沿着升结肠、横结肠、降结肠方向运动，至大巨穴时往下推至中极穴处。往返 3 ~ 5 次（图 7-37）。

【作用】

根据结肠的解剖结构，直接刺激结肠的体表投影，可增强结肠蠕动，有利于排除宿便，调动结肠功能。

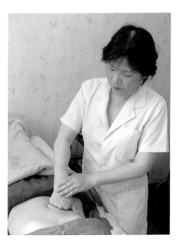

图 7-37

⑭ 分推带脉

【操作】

双掌置于神阙穴处，同时分推带脉，由内向外推至带脉处，回时提拉腰腹部 3 ~ 5 次（图 7-38）。

【作用】

按摩带脉，疏通壅堵。

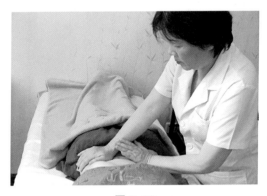

图 7-38

⑮ 轻摩全腹

【操作】

双掌重叠，右手在下，左手在上，手心平贴于神阙穴，轻缓摩动，并由此展开，逐渐扩大摩动范围至全腹，反复摩动 3 ~ 5 次。

【作用】

舒缓放松，安抚身体，平衡气血。

腹部罐手法操作

❶ 脐部推十字罐

【操作】

定好位置，闪火法拔罐。由四个方向做推运罐手法，双手扶罐，罐的重心偏于一侧，仅用一侧之力下压，并同时向前推运，提起火罐，再重复动作，每个方向推运 8 次，并颤罐 16 ~ 24 次，重复推颤 5 次（图 7-39）。

【作用】

可更深层次刺激到胃壁、肠壁及内生殖器，同时可排除病理产物及多余脂肪，增强肠胃蠕动及排泄功能。

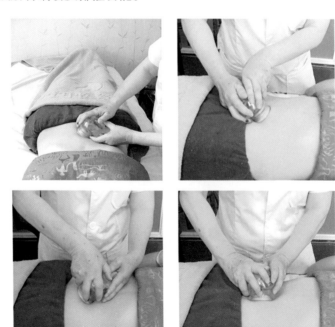

图 7-39

❷ 腹部颤罐

【操作】

一手拿住罐身，用手腕的力量颤动火罐，做幅度小、频率快的抖动（图7-40）。

【作用】

平衡协调腑气，调动脏腑功能，增强肠胃蠕动及排泄功能。

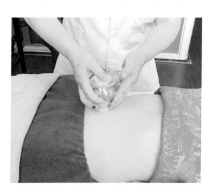

图 7-40

❸ 转压罐

【操作】

闪火法拔罐，手掌压罐，转动手腕，均匀下压罐缘，使罐缘力度均匀，绕圆按摩。脐下中极穴、中脘穴处转压罐 8 ~ 12 次（图 7-41）。

【作用】

可更深层刺激到胃壁、肠壁及内生殖器，增强疏通调和功能，同时可排除病理产物及多余脂肪，增强肠胃蠕动及排泄功能。

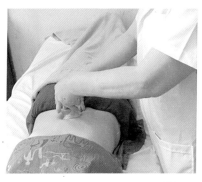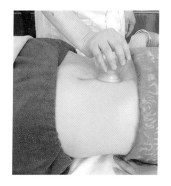

图 7-41

❹ 全腹温滚罐

【操作】

火罐加热，罐口朝上或罐身平放，手掌压罐，转动手腕，均匀下压、滚动罐身，做滚罐手法 1 ~ 3 分钟（图 7-42）。

【作用】

温热疏通，舒适放松，平衡散结，散寒暖宫。

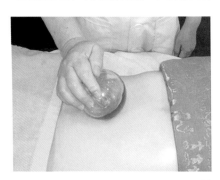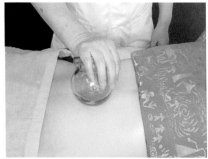

图 7-42

❺ 拔罐

【操作】

以脐部为中心，在其上下左右拔九宫罐（图 7-43）或梅花罐（图 7-44），留罐 5 分钟。

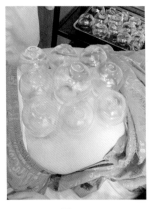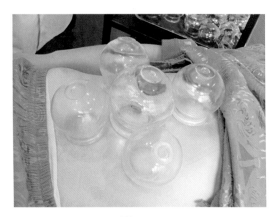

图 7-43　　　　　　　　　　图 7-44

药物透皮调理

❶ 操作流程

于腹部铺纱布，可分为中、下焦用药。滚开水调药，待温度合适将药敷于纱布，药宽约 6 ~ 9 cm，长约 10 ~ 18 cm，厚约等同于一元硬币，贴保鲜膜，再盖毛巾，理疗包加热后放置于毛巾上热敷（图 7-45）。

❷ 参考药方

大黄牡丹汤、四逆散。

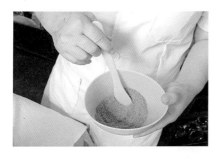
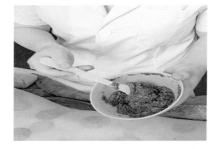
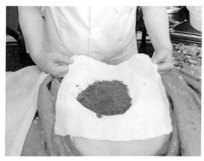
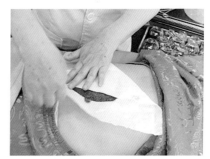
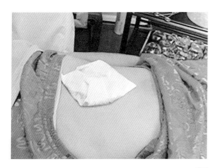
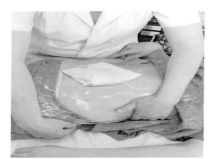

图 7-45

贴敷

❶ 操作流程

用 75% 医用酒精清洁脐部，把约 2 g 的调理药粉和少许蜂蜜调匀后，填肚脐并贴敷。

❷ 参考药物

丁香、肉桂等。

❸ 作用

温经通脉，芳香启闭。

艾灸

❶ 操作流程

根据病情需要，运用灸法选择相应部位施治，如艾灸肚脐，将燃着的艾灸条插入单孔艾灸盒后，放在肚脐正中，温度适宜即可，灸 10 ~ 30 分钟（体质偏热者 10 分钟，寒者 30 分钟）。灸盒四周盖严毛巾，以保存热力。

❷ 作用

通经活络，行气活血，祛湿逐寒，消肿散结，回阳救逆，防病保健。

适应证

1. 亚健康状态、免疫功能低下、易感、早衰、肥胖、肌肉松弛等。

2. 失眠、睡眠质量差及因失眠引起的头痛眩晕。

3. 肠胃不适、食欲不振或消化不良、肠胃功能紊乱、功能性便秘等。

4. 肝脾不调、脂肪肝、慢性胆囊炎、烦躁易怒或情绪低落等。

5. 神疲乏力、腰膝酸软、夜尿频多、头发枯落、记忆力下降、注意力不集中等。

6. 月经不调、痛经、闭经、慢性盆腔炎、输卵管阻塞、产前调理、产后恢复等。

7. 前列腺肥大、性功能减退。

8. 面部色斑、晦暗、痤疮等。

说明

腹部调理的操作可以根据患者的体质、病情对以上调理方法进行选择组合。如肝脾不调取腹部配合背部调理，失眠选择腹部配合背部调理，月经不调取下焦调理。

三 禁 忌 证

1.精神病，较重的焦虑、紧张、抑郁症。

2.不明原因的腹部包块、血管瘤、结石。

3.妊娠期，月经期。

4.心肺功能不全，不能俯卧。

5.急性软组织损伤，外伤。

6.局部皮肤破溃，重度皮疹，高度过敏，皮肤传染病。

7.高热，有出血倾向，极度衰竭，恶性肿瘤。

8.过饥，过饱，过劳，醉酒，大惊，大恐，大怒，大渴。

四 注意事项

1.调理前向受术者详细介绍操作流程，以取得受术者的配合。

2.调理时根据受术者的病情与体质，选用合适的温度、手法。做到专心致志，手眼并用，勤问受术者的感觉以调整手法的力度。

3.室内温度适宜，以防受术者受风受凉。调理期间，不宜出汗太多，以微汗为佳。

4.调理结束，交代受术者如出汗宜等汗干后再离开。

5.对初次调理或体弱的受术者，手法宜轻柔缓慢，拔罐宜轻，时间宜短，并逐渐加量，以防发生不适。

6.调理中施术者不允许接听电话，同时告知受术者不玩手机，充分享受调理可提高疗效。

7.调理以餐后 2 小时为宜，空腹不宜进行调理。

8.调理当天不洗澡，不可过饱，不宜剧烈运动，注意避风保暖。

9.调理以隔日 1 次为宜，若体质较弱也可间隔 2 ~ 3 日 1 次，每 10 次为 1 个疗程。若病情需要进行下 1 个疗程时，需间隔 7 ~ 15 日。

10.调理结束后或第 2 日，个别受术者会出现皮肤疼痛或乏力现象，休息几日会自行缓解。

五 典型案例

案例一

张某某，女，57 岁，初诊时间为 2014 年 1 月 24 日。患者失眠 7 年，入睡慢，多梦，每夜翻身几十次，需要 3 ~ 4 小时方能入睡，伴烦躁、气短乏力、食欲不振等。进行背部、脐腹部调理，加药物透皮调理 10 次。10 次调理后以上诸症均好转，又续治 10 次恢复正常睡眠。

案例二

何某某，女，34 岁，初诊时间为 2014 年 3 月 1 日。乳房胀痛（触诊有硬结，表面光滑）1 年余，加重 1 个月余，B 超示乳腺小叶增生，伴烦躁易怒，头痛，肩颈疼痛，大便不爽。进行背部（上焦）、脐腹部调理，加药物透皮调理 10 次后，以上诸症均好转。又调理 10 次，硬结消失。

案例三

孙某某，女，42 岁，初诊时间为 2014 年 5 月 18 日。痛经 10 余年，每次月经均疼痛难忍，甚至呕吐（子宫腺肌症），面唇晦暗，黑眼圈。进行腰骶部、脐腹部调理加药物透皮调理 8 次后经至，疼痛较前缓解很多。每月 1 个疗程，调理 3 个疗程后，月经基本不痛，黑眼圈，面、唇色也随之好转。

案例四

朱某某，女，25 岁，初诊时间为 2014 年 6 月 3 日。患者患风湿病、肩背腰酸痛 10 余年。自诉从小喜欢泡在水里玩，之后常常全身酸痛，阴雨天加重，畏寒肢冷，月经量少，痛经。进行背部、脐腹部调理加药物透皮调理 15 次后，以上诸症均好转，手足转暖，畏寒、月经改善，风湿病未再发作。

案例五

何某某，女，39 岁，初诊时间为 2015 年 3 月 3 日。便溏泄泻 1 年余，每日 3 ~ 5 次，伴脘腹疼痛，神疲乏力，睡眠不佳，梦多，食欲不振。进行脐腹部调理加药物透皮调理 3 次，以上诸症缓解，1 个疗程后大便恢复正常，基本痊愈。

朱氏理筋正骨手法

技术持有人——朱永夫

朱永夫，男，江苏常州人，1955年1月5日出生，初中文化程度。1984年1月—1999年12月，在上海、江西、安徽等地寻医问药、拜各路民间中医高手学习中医正骨。2000年1月—2005年8月，在家里开展义诊，免费为周边老百姓及全国各地的患者进行调理。2005年9月至今，正式开办诊所进行中医望诊正骨特色诊疗。自2003年先后多次参加全国中医行业的民间中医特色诊疗技术交流。

一　具体手法介绍

耳下关节错位

【影响】

压迫三叉神经、脑血管。

【症状】

头昏眼花，胸闷气短，严重时造成面瘫、视力衰退、耳聋、耳鸣、脑梗死、女性副乳肿块等。

【矫正手法】

受术者端坐于凳子上，放松，不反抗施术者操作。施术者站于受术者身后，一手大拇指按住突出关节，另一手掌心垫住脸部另一侧下颌，双手同时相向发力，将错位关节矫正复位（图 8-1）。

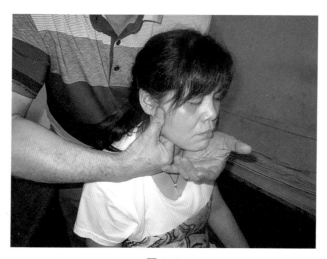

图 8-1

颈椎间盘突出

❶ 向前突出

【影响】

压迫脑血管、面部神经。

【症状】

面部肿胀，甲状腺炎、咽喉炎、扁桃腺炎等症状，严重时造成副乳肿块（女性）。

【矫正手法】

受术者端坐于凳子上，放松，不反抗施术者操作。施术者站于受术者身后，一只手的食指、中指垫住颈椎突出部位向内压，另一只手按住后脑向前轻推，两手同时发力，使突出关节复位（图8-2）。

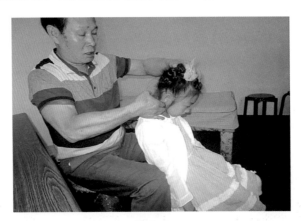

图8-2

❷ 横突（向左／向右突出）

【影响】

压迫脑血管。

【症状】

头昏，严重时造成脑梗死。

【矫正手法】

受术者端坐于凳子上，放松，不反抗施术者操作。施术者站于受术者身后，一只手的食指、中指垫住颈椎突出部位向内压，另一只手按住头顶相向轻推，两手同时发力，使突出关节复位（图8-3）。

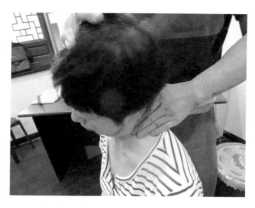

图 8-3

❸ 向后突出

【影响】

压迫脑血管、视神经。

【症状】

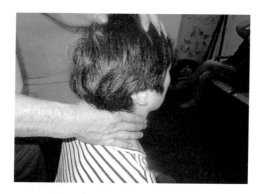

眩晕，眼球震颤，两眼球向病灶对侧凝视，病灶侧耳鸣、耳聋，严重时造成小脑萎缩。

【矫正手法】

受术者端坐于凳子上，放松，不反抗施术者操作。施术者站于受术者身后，一只手的大拇指垫住颈椎突出部位向内压，另一只手按住头顶前部向后轻推，两手同时发力，使突出关节复位（图8-4）。

图 8-4

第 7 颈椎椎体错位

【影响】

压迫脑血管，引起内分泌失调。

【症状】

脑血管供血不足的相关症状，血糖异常。

❶ 横突

【矫正手法】

受术者端坐于凳子上，放松，不反抗施术者操作。施术者站于受术者身后，一只手的大拇指按住颈椎突出部位向右（左）压，另一只手握住右（左）臂向上提，两手同时发力，使突出关节复位（图8-5）。

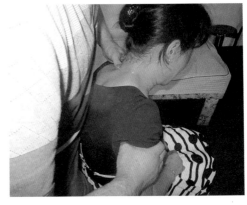

图 8-5

❷ 后突

【矫正手法】

受术者端坐于凳子上，放松，不反抗施术者操作。施术者站于受术者身后，双手大拇指按住颈椎突出部位向内压，两手同时发力，使突出关节复位（图8-6）。

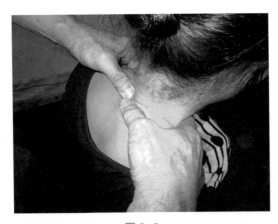

图 8-6

胸椎间盘突出

【影响】

压迫内脏，如胃、肝等。

【症状】

内脏异常的相关症状。

❶ 横突

【矫正手法】

受术者端坐于凳子上，放松，不反抗施术者操作。施术者站于受术者身后，一只手的大拇指垫住胸椎突出部位向右（左）压，另一只手按住右（左）肩，两手同时相向发力，使突出关节复位（图 8-7）。

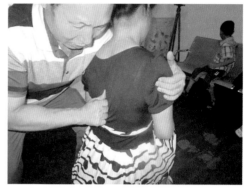

图 8-7

❷ 中央型突出

【矫正手法】

受术者俯卧于床上，放松，双手向前，不反抗施术者操作。施术者站立，左手的手掌底部按住胸椎突出部位向下，右手提左下肢或右下肢向上，两手同时发力，使突出关节复位。手掌发力力度要轻，提下肢角度不超过40°（图 8-8）。

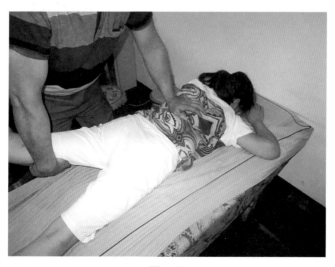

图 8-8

腰椎间盘突出

【影响】

压迫坐骨神经。

【症状】

腰腿酸痛等无菌性炎症症状。

❶ 横突

【矫正手法】

以向右突出为例。受术者俯卧于床上，放松，双手向前，不反抗施术者操作。施术者站立，右手手掌根部压住腰椎突出关节向左推，左手提起受术者左下肢向右拉，两手同时相向发力，使突出关节复位（图8-9）。

向左突出型，施术者操作方向相反。

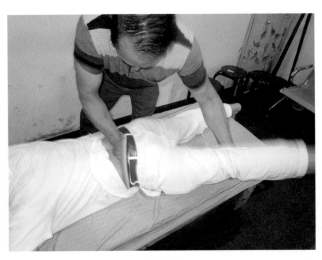

图 8-9

❷ 中央型突出

【矫正手法】

受术者俯卧于床上，放松，双手向前，不反抗施术者操作。施术者站立，左手手掌根部按住腰椎突出部位向下，右手提左下肢或右下肢向上，两手同时发力，使突出关节复位。手掌发力力度要轻，提下肢角度不超过 40°（图8-10）。

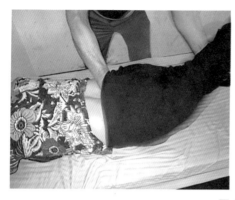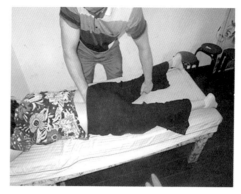

图 8-10

尾骨突出（向前突出或横突）

【影响】

影响腰骶部神经。

【症状】

腰酸，女性易出现妇科问题，常见小腹发凉、发酸等。

【矫正手法】

受术者俯卧于床上，放松，双手向前，不反抗施术者操作。施术者右手（或左手）中指垫于尾骨下方，轻轻向上或向左（右）方发力，使尾骨复位。尾骨脆，易断裂，力度一定要轻（图 8-11）。

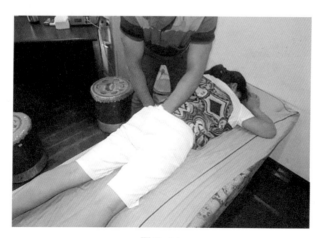

图 8-11

髋骨错位

【影响】

压迫腰部及腿部神经。

【症状】

腰痛，臀部疼痛，腿部疼痛，严重时可造成患者卧床不起，疼痛难忍，长期可能造成髋骨坏死。

【矫正手法】

以左侧髋骨错位为例。受术者俯卧于床上，放松，双手向前，不反抗施术者操作。施术者左手将受术者右臀部固定压住，右手掌心底部垫住错位髋骨上端，瞬间发力将左侧髋骨推至正常位置（图 8-12）。

右侧髋骨错位施术手法类似，操作方向相反。

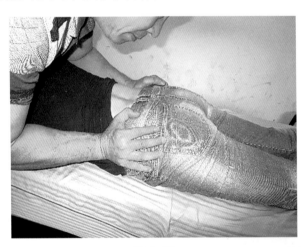

图 8-12

肩胛骨错位

【影响】

压迫肩部及手部神经。

【症状】

肩部酸痛，上肢酸、凉、痛。

【矫正手法】

以左肩胛骨错位为例。受术者端坐于凳子上，放松，不反抗施术者操作。施术者站于受术者身后，右手掌心底部按住错位部位向左上方推，左手小臂置于受术者左肩前部做固定，右手瞬间发力，使错位关节复位（图 8-13）。

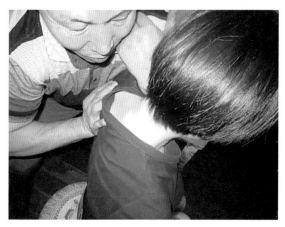

图 8-13

肩关节错位

【影响】

影响肩部骨骼，压迫手部神经、血管。

【症状】

抬手受限，严重时造成手臂肌肉萎缩。

【矫正手法】

以右肩关节错位为例。受术者端坐于凳子上，放松，不反抗施术者操作。施术者站于受术者身后，用双手将受术者右手向后轻弯至手背靠近背部中段，恢复手臂正常下垂位置，施术者双手轻抬受术者右手向上至手心置于后脑，上臂与地面角度呈 70°～80° 为宜，使错位关节复位（图 8-14）。

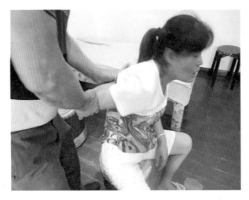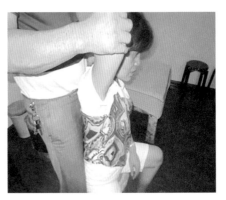

图 8-14

肘关节错位

【影响】

压迫手部神经。

【症状】

肘部不能正常屈伸。

【矫正手法】

以左肘关节错位为例。受术者端坐于凳子上，放松，左手向前平伸，手掌向上，不反抗施术者操作。施术者坐于受术者对面，用右手大拇指压住错位部位向下发力，同时左手握住受术者手腕部瞬间向上抬起约 90°，使错位关节复位（图 8-15）。

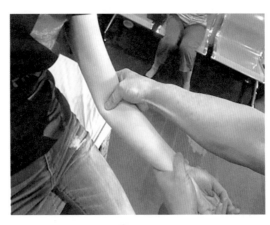

图 8-15

腕关节错位

【影响】

腕关节活动不利，压迫手部神经、血管。

【症状】

手腕疼痛，不能正常弯曲，手指发麻，严重时手指关节处肿胀变形。

【矫正手法】

以左腕关节错位为例。受术者端坐于凳子上，放松，左手向前平伸，手掌向下，不反抗施术者操作。施术者坐于受术者对面，用双手大拇指压住手腕上方，向下用力，其余手指垫于受术者掌心向上推，同时发力，将手掌向上推起约45°，重复2～3次，使错位关节复位（图8-16）。

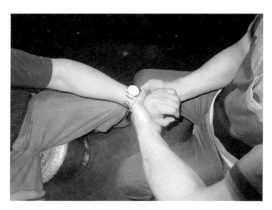

图 8-16

手指关节错位

【影响】

手指关节活动不利，压迫手指神经、血管。

【症状】

手指疼痛，不能正常弯曲，严重时错位手指关节处肿胀变形。

【矫正手法】

以左手大拇指关节错位为例。受术者端坐于凳子上，放松，左手向前平伸，手掌向下，不反抗施术者操作。施术者坐于受术者对面，左手握住受术者手掌部，大拇指压住错位部位，右手轻轻拉住受术者大拇指，使指关节松开，左手大拇指发力，使受术者指关节复位（图8-17）。

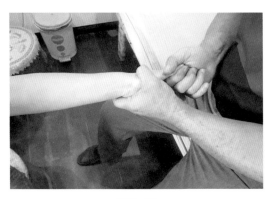

图 8-17

肋骨突出

【影响】

压迫腋下血管、神经。

【症状】

腋下疼痛，严重时胸口疼痛。

【矫正手法】

以右侧腋下肋骨突出为例。受术者端坐于凳子上，放松，右手抬起，不反抗施术者操作。施术者站于受术者身后，左手伸掌竖置于突出部位，右手握拳击打左手2～3次，使突出关节复位（图8-18）。

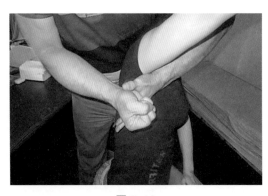

图 8-18

股骨头错位

【影响】

压迫下行神经、血管，腹股沟受压迫。

【症状】

臀部酸痛，下肢酸麻，小腹胀气，男性可能造成前列腺炎，女性可造成痛经或经期不准，臀部和下肢肌肉萎缩，严重者股骨头坏死。

❶ 向后错位

【矫正手法】

以左腿为例。受术者俯卧于床上，放松，双手向前，不反抗施术者操作。施术者站立，左手手掌根部压住错位部位向下，右手提起受术者左下肢向上，两手同时相向发力，使错位关节复位，提下肢角度不超过 40°（图 8-19）。

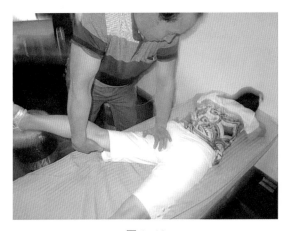

图 8-19

❷ 向前错位

【矫正手法】

以右腿为例。受术者仰卧于床上，放松，不反抗施术者操作。施术者站立，左手手掌竖起按住错位部位向下轻轻发力，同时右手提右下肢向上，使右腿与床夹角从 0° 到大约 100°，撤出左掌，双手按住受术者膝盖向下轻压，使错位关节复位（图 8-20）。矫正后受术者下蹲数次以巩固疗效。

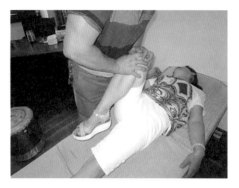

图 8-20

膝关节错位

【影响】

压迫小腿血管、神经。

【症状】

小腿发麻，膝关节疼痛，行走不利，半月板突出，足痉挛。

【矫正手法】

受术者俯卧于床上，放松，不反抗施术者操作。施术者站立，左手竖起手掌根部压住错位部位向下，右手提起受术者小腿向上，小腿与床夹角从 0°到约 150°，使错位关节复位（图 8-21）。

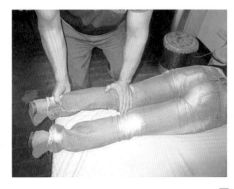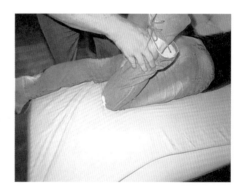

图 8-21

【半月板突出矫正手法】

以右侧半月板突出为例。受术者端坐于凳子上，放松，小腿置于施术者腿上，不反抗施术者操作。施术者坐于受术者对面，左手平伸于受术者膝关节下方以固定，使受术者大腿小腿呈约 70° 角，右手掌心底部按住突出部位，瞬间发力向斜上方推，使受术者半月板复位（图 8-22）。

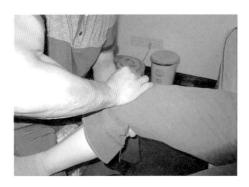

图 8-22

踝关节错位

【影响】

压迫足部血管、神经。

【症状】

踝关节疼痛，行走不利，严重时足底生骨刺。

【矫正手法】

受术者端坐于凳子上，放松，小腿置于施术者腿上，不反抗施术者操作。施术者坐于受术者对面，左手向下握住错位部位（以拇指和食指为主），右手掌心抵住受术者足底上部，瞬间发力，推动踝关节复位（图 8-23）。推动幅度以正常人所能达到最大幅度为限，可以轻推数次以达到矫正效果。

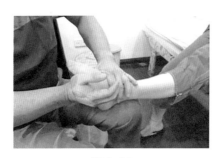

图 8-23

㈡ 适 应 证

1. 由椎体错位引起的各类病症，如头痛、头晕等。

2. 三叉神经痛，耳鸣、耳聋，眼睛干涩，鼻炎，咽喉炎等。

3. 颈椎病、肩周炎、肘关节炎、腕关节炎、腱鞘炎等。

4. 期前收缩、心律不齐，胸痛、背痛、腰痛、腹痛、臀部痛、髋部痛等。

5. 膝关节炎、半月板突出、踝关节痛等。

6. 原发性高血压、糖尿病等。

7. 宫寒痛经、不孕不育、乳房结节肿块等妇科疾病。

8. 骨质增生、跌打损伤等骨科疾病。

㈢ 禁 忌 证

手术后的各类病症、体内放置医用异物的病症、高龄、严重骨质疏松以及危重症等。

㈣ 注意事项

操作者及受术者在操作前不要饮酒。操作者要对受术者的病症有全面细致的认识，精确选取病理部位和椎体关节，找到病痛根源。操作时手法轻柔，根据受术者实际情况选择用力大小，保证手法的安全有效。

治疗结束后受术者要注意改正错误姿势，必须坐直躺正，持续调理静养。

五 典型案例

案例一

高某某，女，53 岁，初诊时间为 2014 年 3 月。颈 5～6 椎间盘突出，压迫心脑血管，半身气血不通。患者诉经常感觉胸闷，善太息，视物模糊，周身疼痛，经医院检查后中西医治疗均不见好转。考虑患者是由于睡姿不正确造成颈椎间盘突出，如躺着看电视。

【调理过程】

第 1 次诊疗，对突出关节进行矫正（转压手法），通过按摩颈部、头部（太阳穴）、手部（曲池、虎口、手指尖）、腿部（血海、足三里、足底、趾尖）活血行气。

第 2 次诊疗，颈 5～6 椎间盘轻微突出，再次矫正，通过按摩上述穴位活血行气。

第 3 次诊疗，颈椎正常，按摩颈部以活血，击拍股部、足三里以活血散瘀。

第 4 次诊疗，颈椎正常，按摩颈部以活血，击拍足三里以活血散瘀。

之后两次诊疗，颈椎正常，按摩颈部以活血，全身气血通畅，诊疗完毕。

正骨过程中患者无明显疼痛感觉。第 1 次诊疗前所按穴位按之疼痛，诊疗后疼痛消失。第 2 次诊疗后明显感到头晕好转，视物清晰，周身舒服。第 3 次诊疗后，感觉头脑彻底轻松，胸闷情况基本消失，身痛消失。5 次诊疗结束，基本感到又回到十年前的身体状况，心情好转。最后巩固诊疗 1 次，所有症状消除。嘱患者保持正确坐姿、睡姿，否则仍易复发，每周诊疗 1 次。

案例二

刘某，女，63 岁，初诊时间为 2014 年 7 月。左右肩关节错位，左肩较严重。

患者诉 2014 年 6 月初下楼梯踏空摔伤，双侧肩膀疼痛严重，左手完全不能活动。于医院拍 X 线片检查、服药未见好转，之后贴膏药也未见好转。考虑患者是由于摔伤导致肩关节错位。

【调理过程】

第 1 次诊疗，对错位关节进行矫正（采用转压结合手法），按摩左手曲池穴以活血。诊疗后双肩不适好转，疼痛缓解，左手抬举幅度增加。

第 2 次诊疗，肩关节正常，左手有部分瘀血（患者感觉左臂轻微疼痛），按摩曲池穴以活血，击拍左手、左臂疼痛处散瘀。治疗后左右手感觉基本一致，双肩关节疼痛消失。

第 3 次诊疗，肩关节正常，双手无瘀血。

第 4 次诊疗，肩关节正常，双手无瘀血，诊疗结束。正骨过程中无明显疼痛感觉。

李氏铁手腕挺直疗法

技术持有人——李大连

　　李大连，男，1949年1月25日出生，祖籍河北唐山。1966年机缘巧合遇到一位出家还俗人士，并有幸拜其为师学习中医。2000年退休后全身心投入中医诊疗手法的研究。自1966年至今，李大连先生几乎倾注大半生的时间来研究人的形体。通过长时间的钻研和大量的实践，总结出了一套针对形体挺直的特殊手法，并创立"李氏铁手腕挺直疗法"。

　　李氏铁手腕挺直疗法是一套涉及头、脊柱、肩、肘、手、腰、膝、足的系统形体挺直手法，共包含七项技术，其中脊柱挺直为核心技术。本法是一种简便、安全、有效的中医特色手法技术。

一　操作前准备

在安静、整洁的房间内，准备一张床（大小不限），最好是专用的美容床，两把稳定性好的椅子。再准备一大、一小两条毛巾，一个U形充气枕。施术者务必做到操作前、操作后洗手。施术者准备一个能拍照和录像的电子设备，方便做治疗前后对比。受术者衣着宽松，最好穿纯棉面料的衣服。

二　操作过程

头部调理

头部调理主要解决探头问题，改变头部向前倾斜状态，可以改善后脑僵沉，颈椎酸痛、僵硬问题。

【操作过程】

1. 受术者俯卧在床上，全身放松。

2. 施术者用双手掌对受术者的头部进行轻轻按摩，做好施术前的准备（图9-1）。

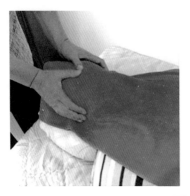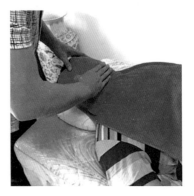

图9-1

3.以第2颈椎以上10 cm左右的枕后区域为工作区，针对手触不平、增厚、薄厚不均的问题用腕部向外挤拨（图9-2）。

4.将第2颈椎至第2胸椎两侧用手腕向外拨，直至松软、平坦。

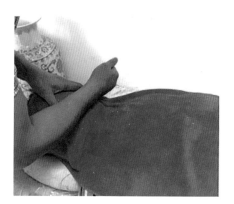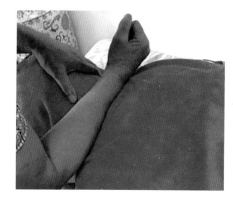

图 9-2

脊柱挺直

脊柱挺直可以使脊柱恢复正常的生理曲线，有效解决探头、探肩问题，恢复上半身挺拔、正直。

【操作过程】

1.受术者俯卧在床上，全身放松。检查受术者生理曲线的变异程度，感知背部肌肉僵硬程度，寻找胸椎突出点。

2.用腕部压、滑、抚平第2~12胸椎两侧背肌，直至受术者适应、放松（图9-3）。

3.受术者坐在凳子上，完全放松。先从腰椎开始施术。施术者站在受术者体侧，一只手扶住受术者头部，另一只手用掌根在第12胸椎处进行按压、捋顺29次（图9-4）。

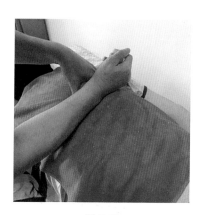

图 9-3

这时，受术者上身前倾角度发生重大变化，原有脊柱曲线发生改变。此时，造成脊柱生理曲线变化的主要矛盾点出现。

4.掌根按压主要矛盾点 29 次，观察从第 2 胸椎到骶椎的生理曲度（图 9-5）。此时，第 7 颈椎、第 1 胸椎仍向前探。

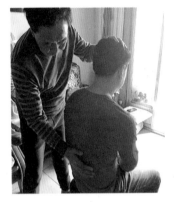 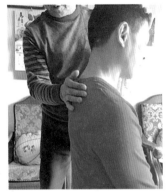

图 9-4 图 9-5

5.一只手按住受术者前额做自然后压令其做仰头的动作，另一只手仍用掌根按压形变主要矛盾点 29 次，慢慢让头部位置复原（图 9-6）。这时，第 7 颈椎、第 1 胸椎的生理曲度恢复正常。

6.受术者放松，施术者一只手按住其前额做自然后压令其做仰头的动作，另一只手捏住枕后位置，向后上方提拉头部 9 下（图 9-7）。做完后，探头问题基本解决。

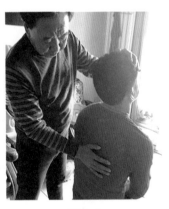 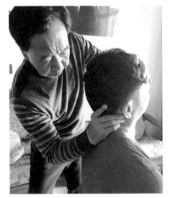

图 9-6 图 9-7

7.受术者平躺在床上，施术者检查其肩头与床的贴合程度。如图 9-8，对受术者双肩进行放松。

8.受术者摆好如图 9-9 姿势,施术者用右手压住其额头固定,左手向下压肘 9 次。另一侧做相同动作。

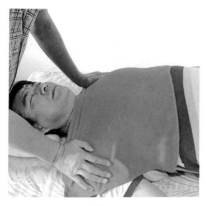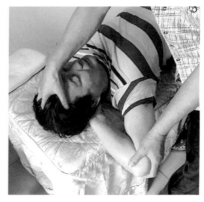

图 9-8　　　　　　　　　　　　　　图 9-9

9.受术者平躺,施术者对其压肩 6 次(图 9-10)。

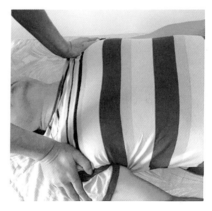

图 9-10

10.受术者放松平躺 10 分钟后,脊柱生理曲线可见不同程度的恢复。

【术后巩固动作】

第一个巩固动作:双手除大拇指外,手指交叉夹紧。手心向外放到枕后偏上位置,食指和小指要贴到头皮上,双臂尽力外展,用头向后使劲压手 9 次(图 9-11)。

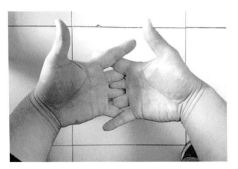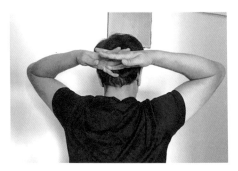

图 9-11

第二个巩固动作：双手除大拇指外，手指交叉夹紧。手心向上，双手举过头顶，胳膊尽量上举，向后至最大限度，头随双臂向后呈 45° 后仰 9 次（图 9-12）。

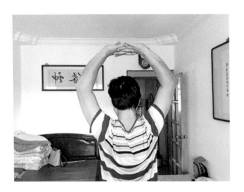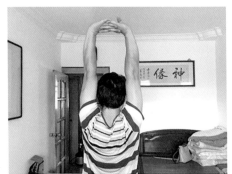

图 9-12

腰部调理

使腰椎支撑点发生改变，令腰椎处在最佳状态，起到翘臀的效果。

【操作过程】

1.施术者检查两侧腰肌松紧、高低、僵硬程度，检查腰椎两侧髋骨高低情况（图9-13）。

2.施术者对高的异常部位用手腕压、拨。反复压、拨两侧腰肌，直至平滑、高

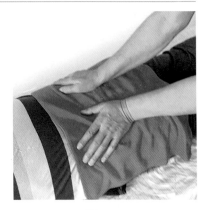

图 9-13

低一致，臀部出现微翘感（图 9-14）。

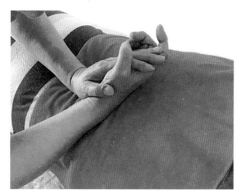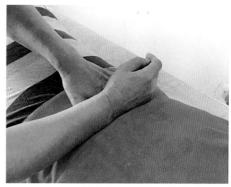

图 9–14

膝关节调理

改善膝关节循环，重新分配力点。

【操作过程】

1.受术者取仰卧位。施术者检查两膝与床的紧贴程度，手触感受两膝手感、大小是否一致、髌骨灵活程度，询问膝关节健康状况（图 9-15）。

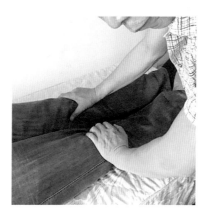

图 9–15

2.重点调理三个部位，一是以髌骨为中心，用手腕向外推挤做圆周动作，二是髌骨上方 3 cm 区域，三是髌骨下方 2 cm 区域（图 9-16）。

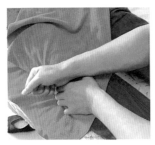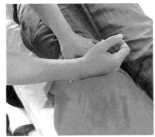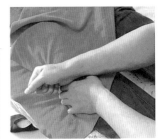

图 9-16

踝关节调理

重新调整走姿、站姿，改变足的支撑点。

【操作过程】

1. 检查踝关节的灵活程度。

2. 围绕踝关节用手腕做挤拨的圆周动作，对痛、不灵活的部位要重点按摩，直到受术者感到舒适为止。

3. 施术者用前臂距肘 5 cm 的位置分别拨动足跟、足心和脚掌。

4. 施术者用前臂距肘 5 cm 的位置拨动所有趾根部关节。

5. 调整走姿，如果是"内八字"，重点拨脚外侧；如果是"外八字"，重点拨脚内侧（图 9-17）。

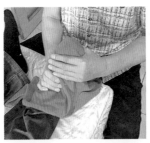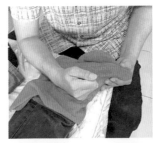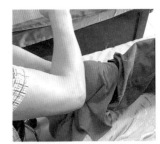
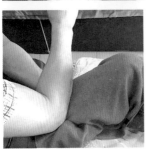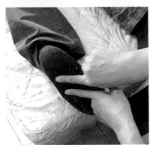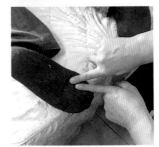

图 9-17

肘部调理

解决上肢沉、肘部不灵活、肘部容易扭伤等问题。

【操作过程】

施术者用前臂中间部位围绕肘部外侧做挤、压、抚平动作（图 9-18）。

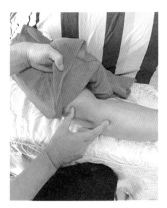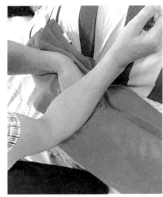

图 9-18

手腕调理

增加腕部和手的灵活程度，有效预防网球肘，增加腕部的稳定性。

【操作过程】

1. 受术者取仰卧位，掌心向下。施术者用手腕挤、压其手腕至手指所有部位。

2. 受术者掌心向上，施术者用手腕挤、压其手腕至手指所有部位（图9-19）。

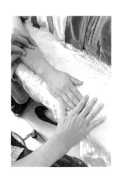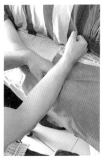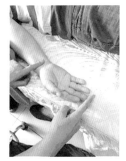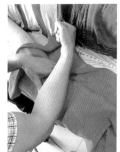

图 9-19

三 操作要点

1. 受术者取俯卧位时，一定要使用 U 型枕，使头部保持正直。

2. 受术者保持全身放松。

3. 操作前，仔细观察受术者形体状况，详细询问身体状况。

4. 施术者在操作中要根据受术者的感受灵活把握力度，以受术者能承受、感觉舒适为标准。

5. 施术者在操作中切记不要拨颈椎椎体，用在关节、骨骼上的力度一定要适中。

6. 注意让受术者通过站姿、立姿、走姿、四肢灵活程度变化等体会治疗前后变化。

四 适 应 证

1. 形体保健。

2. 涉及头、脊柱、肩、肘、手、腰、膝、足等部位的酸、沉、痛、僵硬及不灵活问题。

3. 青少年探头、探肩、驼背。

五 禁 忌 证

1. 严重的心脏病、高血压。

2. 脊柱严重变形、强直。

3. 皮肤病。

六 注意事项

1. 每项技术至少要连做 3 次。

2. 术后受术者尽量不要做剧烈、大幅度动作。

3. 24 小时内不能洗澡。

4. 巩固动作必须遵医嘱。

5. 术后可能出现局部酸、痛反应，属正常，很快就会消失。

七 典型案例

案例一

徐某某，女，60 岁，初诊时间为 2013 年 4 月 20 日。受术者腰部做过大手术，术后几年腰腿痛严重，造成上身前倾、臀部后翘现象严重，背部也经常酸痛。经 3 次探头调理、脊柱挺直后，上身前倾、臀部后翘现象明显改善，背部酸痛彻底消失（图 9-20）。为巩固疗效，要进一步做巩固动作。

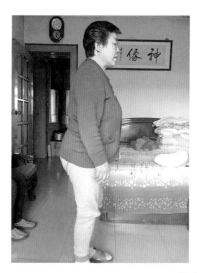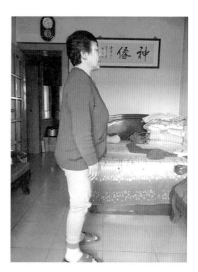

图 9-20

案例二

王某某，女，68 岁，初诊时间为 2014 年 7 月 15 日。受术者驼背、探头明显，经 3 次探头调理、脊柱挺直后，症状明显改善（图 9-21）。为巩固疗效，要进一步做巩固动作。

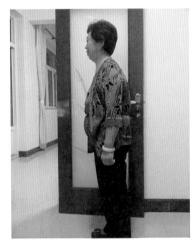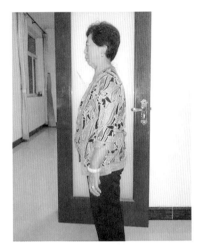

图 9-21

案例三

于某某，女，44 岁，初诊时间为 2014 年 9 月 24 日。受术者曾经从事过美容行业，对外貌、形体比较关注，不满意自己的体态，认为还不够挺拔。经现场探头调理、脊柱挺直后，展现挺拔身姿（图 9-22）。为巩固疗效，要进一步做巩固动作。

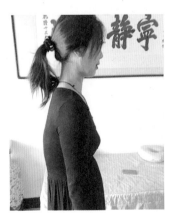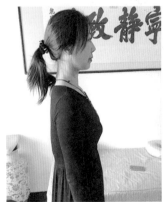

图 9-22

案例四

周某，男，45 岁，初诊时间为 2014 年 9 月 1 日。受术者为办公室工作人员，因长期伏案并伴随操作电脑工作性质，造成肩膀酸痛，颈部僵硬，探头、含胸明显。经 3 次探头调理、脊柱挺直后，症状基本消失（图 9-23）。为巩固疗效，要进一步做巩固动作。

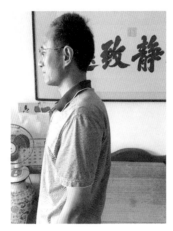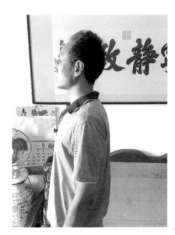

图 9-23

阳光经筋双相调理法

技术持有人——鞠秀丽

鞠秀丽，女，生于1958年12月，山东威海人，大学本科学历。

小学时，其母久病不愈。一位上海老中医为其母诊疗，以推拿手法为主，经过约一年半时间治愈，其间鞠秀丽不时请教，学习推拿手法及中医知识。

1997—2001年走访各地中医，学习推拿及中医知识。2001年9月成立烟台巴依中医保健服务部，开展阳光经筋双相调理服务。2004年6月，在某部队医院第四门诊部开展阳光经筋双相调理服务活动。2005年7月，搬迁至某部队医院第二门诊。2008年，与人力资源和社会保障部教育培训中心联合推广经筋双相调理法。2009年3月，与劳动和社会保障部培训中心签署培训合作，设立阳光经筋双相调理技术技能培训基地。

2007年中国民间中医医药研究开发协会民间疗法研究专业委员会授予其"中国民间疗法特技人才"称号，2009年受聘为人力资源和社会保障部教育培训中心保健养生指导师岗位培训项目讲师。

一　技术特点

阳光经筋双相调理法是根据受术者的情况来确定具体的调理方案，全身调整，重点调治的方法。所有病情均是通过望、问、触、摸来诊断。掌与掌根纯粹治疗是全身调理，根据体质与病情，重点调治，一般情况下是哪里有病症哪里重点调治。一般 10 天为 1 个小疗程，3 个小疗程为 1 个大疗程。

二　手法操作方法

基本手法

❶ 掌法

以手掌、掌根为主，配合抓法、拿法。

❷ 综合法

以肘揉为主，配合掌、掌根，与推、抓、拿、捏等手法有机结合。

具体操作

❶ 头颈部经筋推拿

（1）头部推拿

【影响】

头痛影响全身经筋正常运行。

【症状】

头痛，失眠，健忘。

【推拿手法】

受术者取俯卧位，头部放在治疗床洞内，全身放松，尽可能配合施术者操作。施术者先从第 2 颈椎两旁的经筋开始，用肘细细滚动，逐步向头部顶端运行，每条经筋都要搀到位，直到整个头部经筋顺通发热，然后再点按百会（头顶处稍前一点）、四神聪（百会前后左右各 1 寸处）等相关穴位（图10-1）。

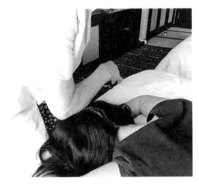 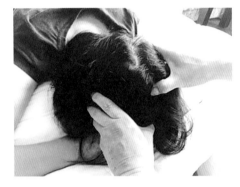

图 10-1

（2）偏头痛推拿

【推拿手法】

受术者取俯卧位，施术者对其行十指干梳头。用右肘先搀头后正中线，再用左肘搀左半头，用右肘搀右半头。十指快速抓头，左右交替，放松、治疗头部（图10-2）。受术者取侧卧位，用肘搀双下肢胆经，最后点侠溪穴，以泻胆经之火达到治疗胆经头痛的效果。

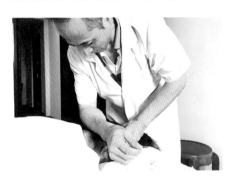 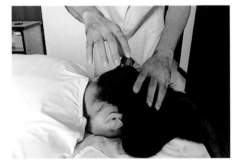

图 10-2

（3）其他头部推拿手法

①头部胀痛：受术者取俯卧位，施术者双掌从下向上，从左到右，依次向下用力推拿（图10-3）。

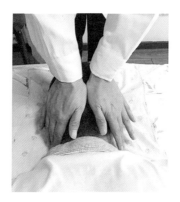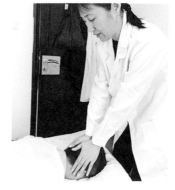

图 10-3

②偏头痛与睡眠质量不佳：受术者取侧卧位，施术者双掌在受术者头部耳垂根部侧面，由颈部到头顶推拿（图 10-4）。

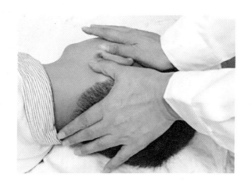

图 10-4

③头晕目眩：除以上两种手法，还可推按前额及面部（图 10-5）。

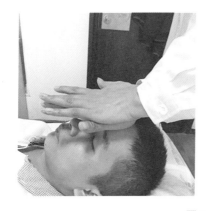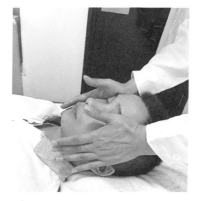

图 10-5

（4）脖颈部经筋推拿

【影响】

脖颈部前倾影响全身经筋的正常运行。

【症状】

胸闷气短，吞咽时咽部似有物，头部转侧、俯仰不利，全身运动不自如。

【推拿手法】

受术者端坐在凳子上或俯卧在推拿床上，全身放松，下颌微收且放松。施术者站于受术者身后或床边，拇指和食指顺着头后中心两侧起势，把经筋上的结抓、揉、捏开。颈部两侧用渗透力加柔和力，施术者绕患者整个脖颈转圈操作，直至整个脖颈经筋被化开，筋松骨归位，颈部自然直（图10-6）。

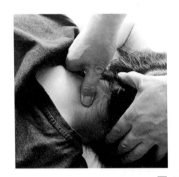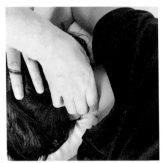

图 10-6

❷ 肩背部经筋推拿

（1）肩部

【推拿手法】

双掌及掌根推肩胛骨（图10-7）。

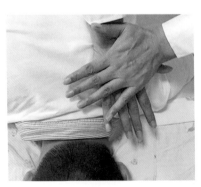

图 10-7

（2）背部

【影响】

腰痛，肝区胀痛，影响心脏及其他脏腑的正常运行。

【症状】

腰酸痛，腿沉，腹胀痛。

【推拿手法】

受术者取俯卧位，全身放松。施术者站在推拿床的一边，用平肘捵脊柱两侧的膀胱经筋，必要时用肘尖拨开两条经筋，顺着经筋中心不断点压所有穴位，反复点按腰俞穴，也可循膀胱经筋拍打，生热化瘀（图10-8）。

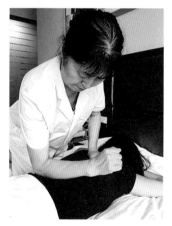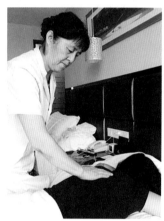

图 10-8

❸ 胸部经筋推拿

【影响】

弓背影响肺部呼吸，影响心脏功能。

【症状】

胸闷，咳嗽，周身不适，背发紧而弓，胸上内凹并聚结。

【推拿手法】

受术者先俯卧在推拿床上，配合施术者，全身尽力放松。施术者将其背部两条膀胱经筋用肘或掌推开。然后受术者仰卧，施术者先点膻中穴，再用掌心发气发力不断按揉胸部各条经筋，使胸部经筋结自然散开，胸部由刺痛到不痛并发热为止（图 10-9）。

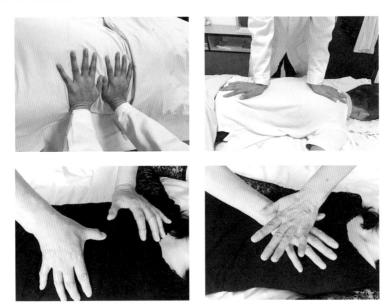

图 10-9

④ 腹部经筋推拿

【影响】

小腹胀痛，影响心情，烦躁。

【症状】

子宫瘤，腹部胀痛。

【推拿手法】

受术者仰卧，全身放松配合施术者操作。施术者先把受术者四肢经筋拍通，化解经筋结。然后调理腹部，把腹内深处的每一条经筋抓、捏开后，再用拇指和食指推拿病灶，用念力、气力、柔力抓捏住病灶的中心点，把症结化开（图 10-10）。

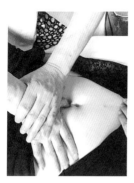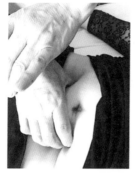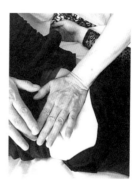

图 10-10

❺ 四肢经筋推拿

【影响】

不但影响四肢本身的顺通，还会影响脏腑的正常运行。

【症状】

四肢痛、麻、凉、胀、酸、痒等。

【推拿手法】

患者俯卧或仰卧在推拿床上，全身放松。施术者站在床的一边，用肘沿着足三阴、足三阳、手三阳、手三阴经筋不停地滚推，配合揉、捏等手法把其经筋结推拿开，气开则血活（图 10-11）。

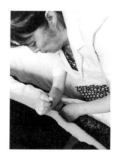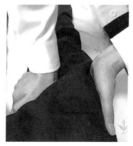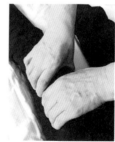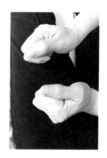

图 10-11

❻ 大运动手法

（1）调理腰椎间盘突出症（腰肌劳损、急性腰扭伤等，疗法大同小异）

受术者取俯卧位。掌揉腰椎、骶骨部位，再掌揉腰肌及大腿后侧部位。肘搓腰肌、骶骨、腿后侧膀胱经。肘拨腰肌及腿后侧膀胱经。

点穴：肾俞、大肠俞、命门、腰阳关、环跳、承扶、殷门、委中、承山。

扳腰椎：受术者右侧卧，右腿伸直，左腿弯曲。施术者用左肘压住受术者左肩，右肘压住受术者左髂骨，右手拇指压住受术者突出的腰椎部位，慢慢用力压到最大限度时，再用寸劲，将腰椎扳开，使突出的椎间盘回纳。椎间盘不压迫坐骨神经，腿就不麻不疼了（图10-12）。

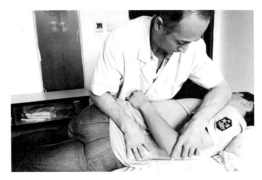

图 10-12

（2）调理颈椎病

受术者取俯卧位。拇指拨颈椎、胸椎棘上韧带，再拨颈部竖脊肌、肩胛提肌、冈上肌。用肘揉冈上肌、斜方肌、菱形肌。

拔伸颈椎：让受术者坐在凳子上。施术者站在受术者的后面，右肘夹住受术者的下颌，左手扶住后头并靠在胸前，慢慢向上用力，当把颈椎拉到最大限度时，用寸劲拔伸颈椎（图10-13）。

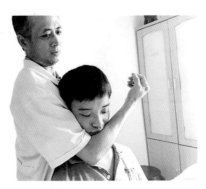

图 10-13

（3）扳胸椎

受术者取坐位，双手交叉抱在头后。施术者右脚踩凳子，右膝顶住受术者的上部胸椎。施术者双手从受术者腋下伸过，按住受术者的手腕部，相对用力，把胸椎扳开（图10-14）。

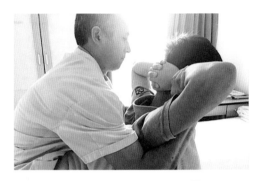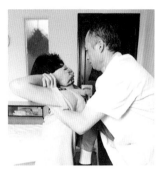

图 10-14

❼ 具体病症推拿

（1）"三高"

【影响】

"三高"即血压高、血脂高、血糖高，会直接影响到全身的健康。

【症状】

脑血栓形成，脑出血，以及糖尿病引起的各种病症。

【推拿手法】

施术者用抓法（气力）使受术者头部放松（图10-15），左病抓右，右病抓左，抓后要补（搓热双手掌放在病灶处为补）。受术者先仰卧，后俯卧，放松。施术者轻柔地通过肘、掌、指把患者全身前后、四肢、腹部的经筋结逐个推拿开。对于糖尿病患者，施术者可以循经拍打全身经筋，抓胰腺，补脾、补肾（两掌搓热放在两肾区上或脾区域，如图10-16）。

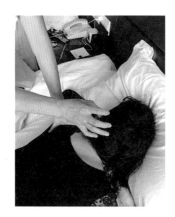
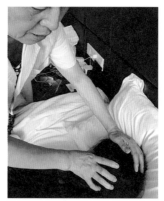

图 10-15

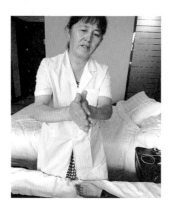
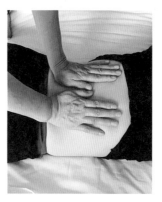

图 10-16

（2）下牙痛

先用抓法，抓牙痛部位，以破坏牙痛处的气场。大肠经入下齿中，故用拇指拨大肠经，再用肘搓大肠经。最后点偏历穴（图 10-17），以泻大肠经之火，达到治疗牙痛的目的。

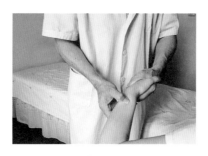

图 10-17

（3）落枕

【症状】

晨起后即感一侧颈部疼痛，颈项僵滞，头常歪向患侧，不能自由旋转，转头视物时往往连同身体转动，疼痛可向肩部、项背部放射。

【推拿手法】

受术者取坐位并放松，施术者站于受术者身后。用大拇指拨法，自颈根部沿督脉颈段及两侧颈夹脊线，上下往返操作 3 ~ 5 遍。用拇指点按风池、风府、天宗、肩井、肩外俞等穴，再用掌根或两手指重叠按揉颈根部及肩胛带，使紧张的肌肉逐渐放松（图 10-18）。

在患部沿肌肉纤维方向做擦法，摩肩、拍打、叩击肩部数次。

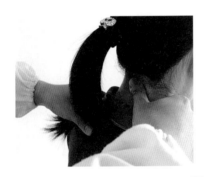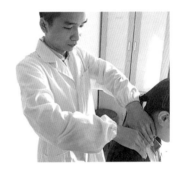

图 10-18

（4）肩周炎

【症状】

初期患肩经常性酸楚疼痛，局部怕冷，有僵滞感，日轻夜重，活动受限。肩部动作过大时则剧烈疼痛，疼痛可累及整个肩部，或向上臂及背部放射。

【推拿手法】

受术者俯卧并放松，施术者站于患侧，一只手托起患侧手臂向后背起，另一只手用肘或掌搂揉肩胛部位。按揉肩内陵、肩贞、秉风、天宗、肩井、曲池等穴。在患侧肩关节至前臂做擦法、拍打、叩击，以深、透、热为宜（图 10-19）。

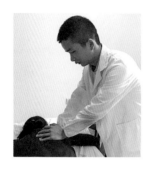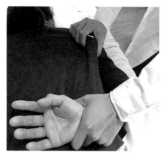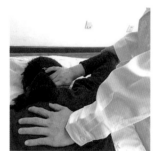

图 10-19

（5）便秘

【症状】

大便秘结或排便间隔时间延长，或虽有便意但排便困难。

【推拿手法】

受术者取俯卧位，施术者站在受术者身体一侧，先用摩法放松身体。用掌根从大椎按到尾骨，再按两侧膀胱经。用肘揉一遍。再用大拇指点按脾俞、胃俞、肝俞、肾俞、大肠俞等穴。用手抓法把整个后背抓一遍。最后用拍打法结束背部操作，再继续调四肢部位。

受术者取仰卧位。以任脉为中心，用掌根先按压腹部一遍。用大拇指点按中脘、天枢、关元、气海、合谷、足三里、丰隆等穴。若大便秘结，排出不畅，腹中冷痛，加擦大椎、揉关元、擦小腹、揉三阴交等。再用手掌按揉腹部一遍，然后两手捏拿腹部。用抓法、擦法以温热为宜。最后，让患者做深呼吸9次（图10-20）。

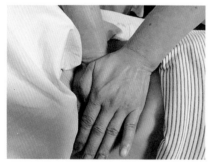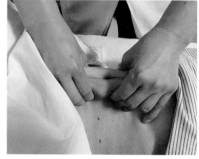

图 10-20

三 艾灸、刮痧、拔罐、火疗操作方法

艾灸调理痛经

【操作】

1.受术者取俯卧位。掌揉腰骶部位，然后用肘揉腰骶部位，肘拨腰肌，点八髎穴。

2.受术者取仰卧位。掌揉小腹部，然后用拇指拨小腹部。

3.双手擦小腹部，使之发热以祛寒。擦后用振颤法颤小腹部。

4.加艾条灸腰骶部、小腹部（图10-21）及足三里穴、三阴交穴。

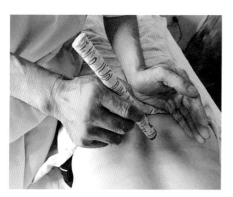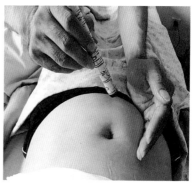

图 10-21

刮痧治疗肩关节周围炎

【症状】

主要表现为肩关节痛及活动受限。上肢上举或外展运动时疼痛，有时呈钝痛，有时呈刀割样痛，夜间还可能有放射性疼痛。

【操作】

受术者俯卧在床上，先刮大椎，再刮肩井，最后刮肩胛及肩（图10-22）。刮痧的方向：大椎上下刮，肩井由内往外刮，肩胛及肩上下刮。

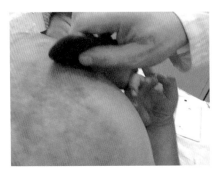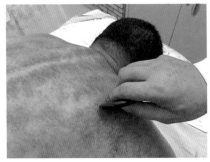

图 10-22

拔罐调理失眠

【症状】

多梦易醒，心悸健忘，神疲乏力，饮食无味，面色少华，肢体疲倦，头昏脑涨，精神不振。

【备品】

打火机 1 个，95% 医用酒精，棉球棒，口径大小适宜的罐具（图 10-23）。

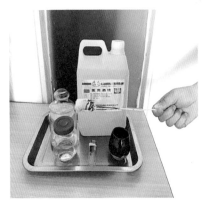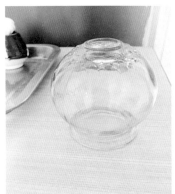

图 10-23

【取穴】

大椎、心俞、膈俞、肝俞、脾俞、肾俞等穴。

【操作】

受术者取俯卧位。施术者找准穴位，选择大小适合的火罐，一手持酒精棉球棒，一手持罐，将酒精棉点燃后伸入罐内旋转片刻后迅速取出，即可将罐拔于穴位上。从大椎穴开始，到长强穴，再拔两侧膀胱经。根据所拔罐的负压大小及患者的皮肤情况，留罐 10 ~ 15 分钟即可取下（图 10-24）。

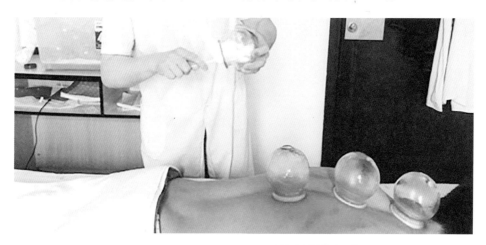

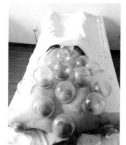 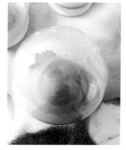 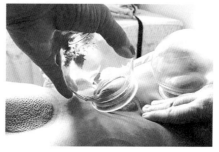

图 10-24

操作完毕，让受术者平躺休息 10 分钟，喝杯温水，避免受风寒，6 个小时后可洗澡。

火疗调理风寒感冒

【症状】

鼻塞声重，喷嚏流涕，或伴有咳嗽，咽痒或痛，恶寒，发热头痛，四肢酸痛。

【备品】

火疗毛巾 8 条，20 mL 注射器 1 个，50 mL 注射器 2 ~ 3 个，无毒保鲜膜，

95% 医用酒精 500 mL，打火机 1 个，热水适量，盒 2 个，火疗液，盛酒精的器皿 1 个（图 10-25）。

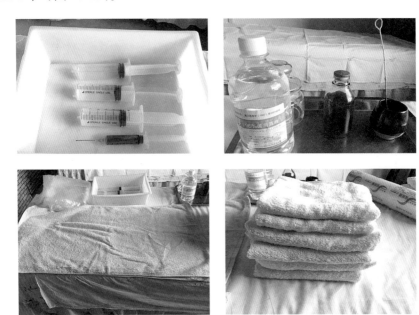

图 10-25

【术前准备】

将 4 条毛巾在热水中半浸湿，拧干水备用（图 10-26）。室温以 26℃ 左右为宜。受术者须排空膀胱，暴露治疗部位，备饮用温开水。

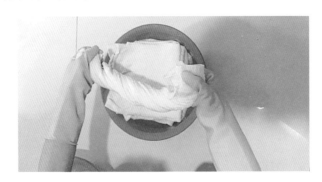

图 10-26

【操作】

1. 在腰背部铺好火疗毛巾 3 条，周围用干毛巾做好安全保护（图 10-27）。

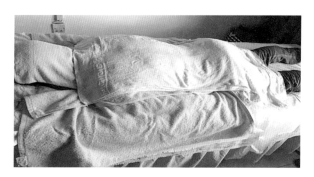

图 10-27

2. 用 50 mL 的注射器抽取 95% 医用酒精，由上而下或由里到外（顺时针走不要逆时针走）均匀地喷洒在湿毛巾上，周围留取 2 ～ 4 cm 的余地（图 10-28）。

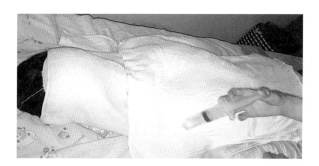

图 10-28

3. 用打火机点火，保持 40 ～ 60 秒，观察火势及火苗颜色（图 10-29）。

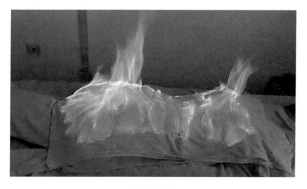

图 10-29

4. 用扑火的湿毛巾将火扑灭，10秒后打开扑火毛巾再次点火，反复操作（图10-30）。

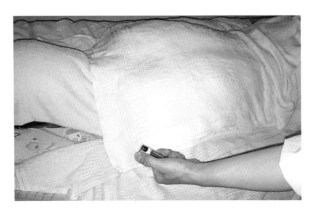

图 10-30

5. 在颈部、肩部增加点火次数及火疗强度，使受术者的身体在短时间内获取更多热量，达到疏风解表、祛风散寒的效果。

6. 发现酒精不均匀的部位，外洒酒精，然后继续操作。

7. 治疗时间大约20分钟。

8. 移除火疗毛巾，将火疗液涂抹在施术部位（图10-31），然后用保鲜膜覆盖其上，铺平包好。

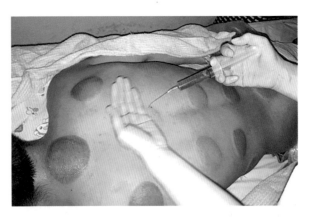

图 10-31

9. 受术者取仰卧位，进行胸腹部的火疗。

10. 胸腹部的火疗操作方法与腰背部相同。

11.胸腹部的火疗时间为 15 ~ 20 分钟，肺部为重点火疗区域。

12.操作完毕后，受术者需卧床 15 ~ 20 分钟，并喝温开水。

13.撤去保鲜膜，穿好衣服，注意避风保暖，防止重复受寒，4 ~ 6 小时之后可洗澡。

注：刮痧拔罐后火疗效果佳。

四 适 应 证

1.各种疼痛性疾病，如扭伤所致疼痛、腰肌劳损、神经性疼痛等。

2.各种慢性疾病，如肩周炎、颈椎病、关节僵硬、脊柱炎、腰椎间盘突出症等。

3.内科疾病，如高血压、冠心病、卒中后遗症、便秘、遗尿等。

4.妇科疾病，如月经不调、痛经、子宫肌瘤、乳腺增生等。

5.亚健康状态者的胸闷、心慌、四肢无力、困乏等。

6.各种经筋结病。

五 禁 忌 证

1.有出血倾向的严重血液病。

2.局部有皮肤损伤或严重的皮肤病。

3.妊娠期。

4.精神疾病严重。

5.腰椎间盘突出症发病期严重时。

6.极度疲劳和醉酒状态。

7.胃十二指肠急性穿孔。

8.老年体弱。

9.骨裂、骨折。

10. 各种传染病及烫伤。

六 操作者注意事项

1. 施术者身心健康，状态好，推拿前不能吃有异味的食物。

2. 在施术前咨询了解受术者健康状况，在施术过程中用力的大小要因人而异。

3. 对老幼和体弱者用力不要过重。

4. 不能过度刺激受术者的痛处，否则容易造成皮肤损伤。

5. 施术前让受术者排空大小便，换好舒适衣服。

6. 对精神紧张、过度饥饿者，要进行心理安抚和用补法。

7. 无论调理中出现任何情况，应心平气和地与受术者交流，达到双相同理心的状态。

8. 推拿结束后给受术者准备适量的温水饮用。

七 受术者注意事项

1. 推拿前不能吸烟、饮酒。

2. 穿舒适的衣服，把身体状况和需求与施术者表达清楚。

3. 推拿前不能过饱，餐后半小时至 1 小时为宜。

4. 推拿的过程中，交流时保持心态平和，积极配合施术者。

八 典型案例

案例一

周某某，男，60 岁，初诊时间为 2008 年 3 月 26 日。患者工作忙碌时，胸部、颈部不适，腹大，走路缓慢。退休后突然感觉全身不太舒适，到医院检查有"三高"表现，经各种治疗，效果不明显。考虑是由劳累过度、应酬过多、压力大造成。

【调理过程】

从 2008 年开始每个月调理 10 天。3 个疗程后，患者自觉身体轻松很多。半年后颈椎及腹部恢复正常。一年后"三高"症状消失，人显得精神焕发。在治疗第 3 个疗程的过程中，患者虽有全身痛，但内在很舒适。半年后自觉全身轻松。一年后有比原来年轻的感觉。嘱患者晚上少食，适当锻炼，定期进行推拿调理。

案例二

王某某，男，55 岁，初诊时间为 2008 年 5 月 15 日。患者多年来肠胃功能不好，经常胃痛、腹胀，胃部及腹部有很多结，西医治疗效果不佳。考虑是由长期出差、工作紧张、压力大及多年饮食不规律造成。

【调理过程】

进行全身双向推拿后症状有好转。第 2 个疗程重点调理腹部，治疗后自觉无腹胀。第 3 个疗程重点调胃，治疗后感觉腹部不痛不胀，不适的症状全消失，全身轻松，恢复年轻感。嘱患者生活要规律，不能饮酒，减少工作量，加强锻炼。

李氏脊柱复位术

技术持有人——李可珍

　　李可珍，1963 年生于山东省德州市，中医脊柱复位非物质文化遗产传承人，中国老年保健医学研究会中医保健技术分会委员，中医整脊正骨师，康复科医师。通过 30 多年临床工作的积累和对中医学的独特钻研，全面传承了李氏脊柱复位术的推、按、拿等手法，并结合中医及现代医学的理论独创"李氏脊柱复位"理论，为中医的整脊复位事业做出了独特的贡献。

一 颈椎复位

施术者与受术者做调理前的交流，了解受术者的既往史及现病史，全面了解受术者的身体状况，然后告知受术者需进行的调理项目及注意事项。诊疗前施术者洗手清洁，衣着宽松、大方、得体。受术者调整呼吸，全身放松，端坐于 40 ~ 50 cm 高的凳子或低背靠椅上。

❶ 诊断

施术者站于受术者对面，以手触诊受术者的胸锁乳突肌、颈椎及周围软组织，根据脊椎的生理排列序列，通过眼观、手摸和心会，判断出受术者脊椎错位的病理情况，然后根据触诊检查的结果制定诊疗方案，也可采用 X 线检查判断受术者的病情。将 X 线片和触诊的结果相互对比印证，相互补充，可令诊断结果更加确切。

❷ 颈椎复位手法操作步骤

（1）椎体左右旋转错位

施术时施术者应以持久、有力、均匀、柔和、渗透的力度调整受术者偏歪的棘突，切不可突然发力产生"咔嚓"的声响。

①受术者放松，正坐于 40 ~ 50 cm 高的凳子或低背靠椅上，施术者站于受术者对面，左脚向左前方30°站立（图 11-1）。

②若颈椎椎体偏向右侧，则让受术者头偏向左侧，施术者用左手抵住受术者偏

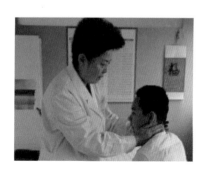

图 11-1

歪的棘突，右手固定其头部（图 11-2）。施术者需气沉丹田，重心下沉，重心

落于两脚之间。

③施术者双手用夹挤法轻轻旋转受术者头部。例如左手掌根抵住第3颈椎棘突偏歪的地方，右手掌根抵住第4颈椎棘突，双手同时向内压，用力推按棘突，使偏歪的棘突恢复至原位（图11-3）。如此操作，把颈椎各个椎体均检查调理一遍。

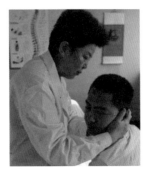 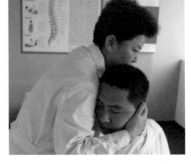

图 11-2　　　　　　　　图 11-3

（2）椎体后凸错位

施术时，施术者应以持久、有力、均匀、柔和、渗透的力度调整受术者偏歪的棘突，切不可突然发力产生"咔嚓"的声响。

①受术者放松正坐于 40 ~ 50 cm 高的凳子或低背靠椅上，施术者右腿正对患者脊柱，站于其正后方（图11-4）。

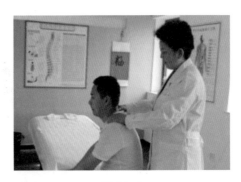

图 11-4

②施术者用左手托住受术者的头部使其向后仰，右手拇指按住颈部后凸的脊椎（图11-5）。

③施术者右手大拇指用力向下推按向后突出的椎体，同时左手托受术者头部向后仰，如此一前一后，使后凸错位的椎体复位（图11-6）。

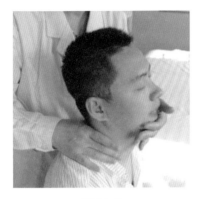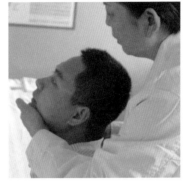

图 11-5   图 11-6

❸ 注意事项

（1）施术时用力过大，就会有伤及椎骨及软组织的风险，力量过小则达不到复位的目的。因此，施术者双手用力大小需根据患者脊椎错位情况而定，严重者力气可稍增大。

（2）反复多次施术，易损及错位断端，造成错位处的二次伤害，对愈合有不良影响，而且会给患者带来较多痛苦，故应一次到位。

（3）在正骨过程中，除了运用恰当的手法外，调理动作要果敢、细致、准确而敏捷。

（4）颈椎一节错位容易连带七节都错位，因此要对颈椎整体检查后再进行手法复位。

调理效果

采用本复位术进行调理后，头晕、头痛得到明显改善或消失，头部、肩部感觉轻松舒适，手臂酸、胀、麻等感觉均得以缓解或消失，脊柱功能及关节肌肉活动度增强，睡眠质量得以改善，精神状态明显好转，记忆力增强，头脑清晰，肩颈部的僵硬感得到缓解。

颈部调理适应证

以下均为由颈椎错位引起的症状，非颈椎错位所引起的症状不在此调理范围内。颈部相关适应证以头面五官症状、颈肩背及上肢症状为主，兼有呼吸、消化、泌尿、循环、运动等系统病症。

（1）眩晕。有自身或周围景物向一个方向旋转的幻觉，身体站立不稳，感觉物体倾斜等。眩晕发作时常伴有耳鸣、恶心、呕吐、冷汗、心悸、四肢冰冷等症状。

（2）头痛。疼痛部位可位于枕部、枕下部、顶部、颞部、眶周，或一侧偏头痛。常伴眩晕、眼胀、心跳加速、汗出、恶心、呕吐、耳鸣等症状。

（3）眼部症状，如出现眼花、眼痛、眼胀、眼干、视物模糊、视力下降、畏光流泪、黑眼圈、上睑下垂等症状。

（4）鼻部症状，如出现鼻塞、流清涕或脓涕、鼻痒等症状。

（5）耳部症状，如出现耳鸣、耳聋、听力减退等症状。

（6）咽部症状，如出现咽部异物感、吞咽困难等症状。

（7）颈肩背及上肢症状，如有颈肩背疼痛、麻木等症状。

（8）循环系统症状，如高血压、心律不齐、心前区憋闷疼痛等症状。

（9）神经系统症状，如表现为失眠、面瘫、意识障碍、肢体抽搐、全身性或局限性多汗等症状。

（10）其他症状，如排尿过多或过少、胸闷胸痛、哮喘等。

典型案例

案例一

患者调理前头晕头痛、恶心呕吐、颈肩疼痛、上肢麻木无力，经医院检查，诊断为颈椎强直，生理曲度消失，并建议手术治疗。因患者想无创治愈，故进行手法调理。经半个小时调理后，头晕缓解，颈肩疼痛及手指麻木感减轻。经过 3 次复查调理后，原症状基本消失，颈椎生理曲度得以恢复（图 11-7）。

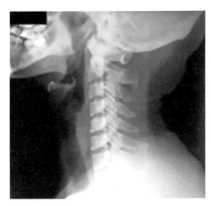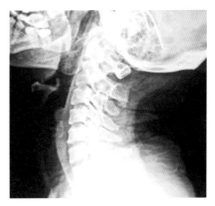

图 11-7　复位调理前后对比

调理手法：通过手法对后凸反弓的椎体进行复位矫正，将错位的颈椎椎体恢复至生理状态，然后用拇指按揉天柱、大椎、肩井、天宗、悬钟等穴位5 ~ 10 次，以通经活络，舒筋止痛。复查调理主要是处理因患者平日养护不当而造成的已复位小关节的再次错位，将再次错位的关节重新复位，复位方法如前。

案例二

患者颈胸结合处鼓出一个大包，症见头晕恶心，头部昏沉，思维不清，肩膀疼痛。触诊后诊断为颈椎错位导致后颈局部软组织粘连僵硬。经过复位调理后，颈后异常隆起基本消失，头脑清晰，肩膀疼痛消失（图 11-8）。

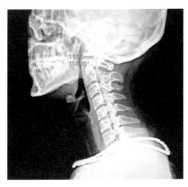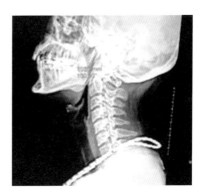

图 11-8　复位调理前后对比

调理手法：通过手法对向后凸的椎体进行复位矫正，将错位的颈椎椎体恢复至生理状态，然后用拇指按揉颈部夹脊、大椎、肩井、天宗、悬钟等穴位 5 ~ 10 次，以通经活络，舒筋止痛。

案例三

患者调理前头晕、恶心，睡眠质量欠佳，肩颈紧绷，西医诊断为颈椎反弓、椎动脉型颈椎病。触诊后诊断为颈椎后凸错位。一次手法调理后，头晕、恶心等症状随即消除，肩颈得到放松，睡眠质量得以改善（图 11-9）。

调理手法：双手掌根放于颈部两侧，放松斜方肌和胸锁乳突肌。通过手法对向后凸的椎体进行复位矫正，将错位的颈椎椎体恢复至生理状态，然后用拇指按揉百会、大椎、肩井、天宗等穴位 5 ~ 10 次，以促进血液循环。

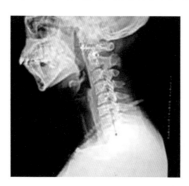 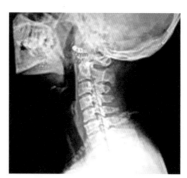

图 11-9　复位调理前后对比

二　胸椎、腰椎复位

准备工作

施术者与受术者做调理前的交流，了解受术者的既往史及现病史，全面了解受术者的身体状况，并告知受术者需进行的调理项目及注意事项。调理前施术者洗手清洁，衣着宽松、大方、得体。受术者调整呼吸，全身放松，平躺于推拿床上。

胸椎、腰椎复位

❶ 诊断

受术者取俯卧位，施术者站于受术者头部前侧，以手触诊受术者的胸椎及腰椎，根据疼痛部位找出伤处，根据胸椎、腰椎的生理排列序列，通过眼观、手摸和心会，判断出受术者胸椎、腰椎错位的病理情况，根据触诊检查的结果制定诊疗方案，进行调理。也可采用 X 线检查判断受术者的病情，把 X 线片和触诊的结果相互对比印证，相互补充，使诊断结果更加确切。

❷ 胸椎、腰椎复位手法操作步骤

（1）胸椎侧弯和后凸

①受术者俯卧于推拿床上，施术者立于推拿床一侧。

②施术者左手放在受术者腋下，右手拇指按压偏歪棘突的错位处（图 11-10）。

③施术者左手垂直向上轻抬肩关节，右手向下按压偏歪的棘突，左右手须同时施力，以复正偏歪的棘突（图 11-11）。

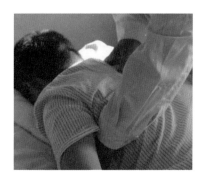

图 11-10

（2）胸椎、腰椎侧弯

① 受术者俯卧于推拿床上，施术者立于其头部正上方一侧。

② 施术者左右手分别抵住受术者偏歪的棘突的两边（图 11-12）。

③ 双手同时按压偏歪的棘突。例如，左手按压第 3 胸椎棘突时，右手则需按第 4 胸椎棘突，两手同时用力以复正偏歪的棘突。施术者依次触诊受术者第 1 胸椎～第 5 腰椎，判断椎体的偏歪情况，并依次将椎体推至原位。

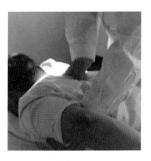

图 11-11

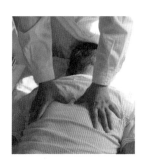

图 11-12

（3）腰椎后凸

① 受术者俯卧于推拿床上，施术者立于推拿床一侧。

② 施术者左手护住受术者腰部，右手抵住受术者后凸的棘突顶端（图11-13）。

③ 施术者左手向上发力，右手向下用力，复正后凸的椎体（图11-14）。

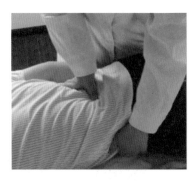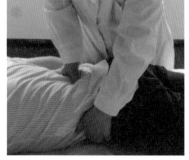

图 11-13   图 11-14

❸ 注意事项

（1）施术者双手用力大小需根据患者脊椎错位情况而定，尽量做到一次性完成复位。

（2）如果施术时用力过大，会有损伤软组织的危险，用力过小则达不到复位的目的。

（3）反复多次施术，非但有损错位断端，对愈合亦有不良影响，而且会给患者带来较多痛苦。

（4）在正骨过程中，除运用恰当、熟练的手法外，调理必须及时，动作要果敢、细致、准确而敏捷。

调理效果

患者腰痛得到明显改善或消失，胸腰部感觉轻松舒适，腰部的僵硬感瞬间得到缓解。胸腰部前屈、后伸、侧弯、旋转等活动范围明显扩大。腰腿麻木、放射痛症状得以缓解或消失。因胸椎、腰椎错位导致的关节处隆起包块、肢体震颤、感觉异常、泌尿系统疾病、呼吸系统疾病等均会有所缓解或消失。

胸椎、腰椎调理适应证

以下为由胸椎、腰椎错位引起的全身症状，非脊椎错位所引起的症状不在调理范围内。

（1）背痛是胸椎小关节紊乱（错位）的主要症状。

（2）腰痛，急性损伤者疼痛明显，慢性损伤者常仅有腰间酸胀乏力感。

（3）感觉异常，可表现为肩背麻木感、冷感、蚁行感。

（4）麻木，多以马鞍区麻木为主。

（5）呼吸系统症状，如哮喘、咳嗽、咯痰、憋闷、气促等。

（6）消化系统症状，如胃痛、恶心、呕吐、嗳气、反酸、便秘、泄泻等。

（7）循环系统症状，如心前区痛、心悸、易惊、心动过速、心动过缓等。

（8）泌尿系统症状，如腰痛、浮肿、尿频尿急等。

（9）下肢症状，如膝或踝关节肿痛、局限性浮肿等。

典型案例

案例一

受术者多年前从事体力工作，常年腰酸、腿麻胀，于当地医院诊断为腰椎间盘突出症，建议手术治疗。经触诊后诊断为腰椎关节旋转错位，连续一周手法复位，腰酸、腿麻等症状全部消失（图 11-15）。

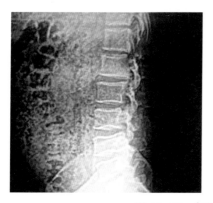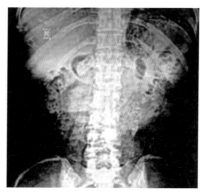

图 11-15　复位调理前后对比

调理手法：通过手法对旋转错位的腰椎椎体进行复位矫正。施术者双手置于患者腰部两侧，上下移动，放松腰部骶棘肌。然后双手掌根放于腰部棘突两侧，对后凸的椎体进行复位矫正，将错位的椎体恢复至生理状态，并用拇指按揉夹脊穴、至阳、命门等穴位 5 ~ 10 次，以行气活血，舒筋通络。

案例二

受术者近日腰部酸胀，坐立难安，经医院检查诊断为腰肌劳损，建议静养。触诊发现合并关节错位，经手法复位调理后，患者腰可挺直，酸胀感消失，调理后未见复发（图 11-16）。

调理手法：通过手法对旋转、后凸的腰椎椎体进行复位矫正。施术者左右手分别抵住受术者偏歪的棘突两边，依次感触第 1 胸椎 ~ 第 5 腰椎的偏歪情况，并依次将椎体推至原位，并用拇指按揉夹脊穴、肾俞、命门、腰阳关等穴位 5 ~ 10 次，以通经活络，舒筋止痛。

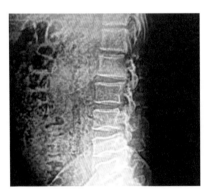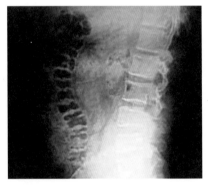

图 11-6　复位调理前后对比

三　禁　忌　证

1. 骨质钙化或骨质疏松。

2. 精神病，较重的焦虑、紧张、抑郁症。

3. 心肺功能不全，不能俯卧。

4. 急性软组织损伤，外伤。

5. 血管瘤、结石及恶性肿瘤。

6. 高度过敏，皮肤传染病。

7. 妊娠期，月经期。

8. 受较大外力挤压导致髓核突出者。

四　注意事项

1. 调理前向受术者详细介绍操作流程，以取得受术者的配合。

2. 调理时根据受术者的病情和体质，选用合适的力度和手法，做到专心致志，手眼并用，尽量使受术者在调理过程中既舒适又能达到调理效果。

3. 调理过程中，受术者不允许接听电话，同时告诉受术者不可玩手机，配合施术者的调理以提高疗效。

4. 调理以饭后 1 小时为宜，空腹或饱腹状态不宜调理。

5. 调理当天不宜剧烈运动，坐卧需按照施术者的要求来操作。

6. 调理结束后或第 2 天，个别受术者会出现局部酸胀或乏力现象，休息几天症状会自行缓解。

7. 调理以隔日 1 次为宜，若体质较弱也可间隔 2 ~ 3 日，每 3 次为 1 个疗程。若病情较重需进行下一个疗程调理，两个疗程间需间隔 2 ~ 3 日。

8. 调理结束后，交代受术者注意事项及禁忌动作等。

9. 注意避风寒，恢复期肩颈部可以佩戴颈套、围巾、披肩等衣物。

10. 调理期禁止饮酒。

五　受术后的保养

调理后要注意疗养。三分治七分养，手法调理不是一劳永逸的。原错位是旧伤，手法复位后会产生新的摩擦伤，需要静养，不能剧烈活动、负重物。

颈椎受术后的保养

患者受术后以静养为主，需带上颈托，不可向左（或右）大幅度旋转头部（方向根据患者的情况而定）。若患者颈椎强直，受术后不可大幅度低头，以便更好地保护复位后的颈椎，预防二次受伤。

胸椎、腰椎受术后的保养

患者受术后以静养为主，忌弯腰劳累，白天可带上护腰以加强保护，稳定度过恢复期。一般治疗后 7 天内必须要平躺，忌抬头，忌侧卧，要注意保持脊椎在一条水平线上，不能左右挪动身体。日常生活中也最好能养成仰卧睡眠的习惯。仰卧是休养整条脊柱很好的办法。切记平躺时臀部不能向上抬，忌左右旋转、扭动等。宜睡硬板床。

胸椎、腰椎复位后患者应注意躺下休息时，臀部坐到床上的位置距离枕头的长度刚好可以直接平躺下，忌躺下后再左右挪动身体调整距离，以免造成刚复位的胸椎、腰椎伤口在未愈合的状态下二次损伤。

配合手法

在施行复位手法后，还应根据患者筋肉损伤及病变情况，分别采用分筋疏理、拿、点、摩、揉等手法以舒筋活血。由轻到重，范围略宽，操作要细致。对体质瘦弱者，手法宜轻而缓，对健壮者操作可稍重而快，但必须注意保持患部稳定。

调理后保养时间

老年人韧带松弛，身体功能减弱，养护时间相对较长，以 10 天为宜。青年人韧带弹性良好，气血充盛，恢复时间一般以 5 ~ 7 天为宜。

钟氏药烫疗法

技术持有人——钟鸣

钟鸣，生于广东省紫金县中医世家。1983 年开始行医，专于中医内科，精于治疗肝病、心脑血管疾病、肿瘤及妇科疾病。其自主研制的钟氏药烫包减少了中药口服带来的不适，避免了不良反应及对肝、肾、肠胃的损害，开辟了内病外治的新途径。

一 疗法简介

药烫疗法又称药物热熨疗法。热熨法治疗疾病历史悠久，是中医学外治法的重要组成部分。热熨法是将药物包煎热后烫患部，与皮肤直接接触的温烫疗法。依据经络理论循经选穴，针对不同种类疾病，选取相应药烫包敷在患处或者腧穴处，并来回移动按摩。药烫包的温热性可促进腠理疏通、气血流畅，载药直达病所，通过热力的刺激及药物的渗透起到行气活血、散寒除湿、疏经通络、消肿止痛的作用，实现通经活络、化瘀止痛、软坚散结的治疗目的。由于该法具有价格低廉、操作简单、不良反应小等优点，容易被患者所接受。

中医学对于热熨法的认识早在《黄帝内经》就有记载，《素问·血气形志》曰："形苦志乐，病生于筋，治之以熨引。"《灵枢·寿夭刚柔》曰："刺布衣者，以火焠之，刺大人者，以药熨之。"《内经》创药熨之法以来，历代医家在此基础上不断创新，扩大其治疗范围，为后世临床提供宝贵经验。《史记·扁鹊仓公列传》中也提及五分之熨这种疗法，唐代孙思邈的《千金要方》中有很多关于热熨法的描述。东晋葛洪《肘后备急方》云："若头身无不痛，颠倒烦满欲死者。取……囊贮大豆，蒸熟，逐痛处熨之，作两囊，更番为佳""胁痛如打方……芫花、菊花等分，踯躅花半斤，布囊贮，蒸令热，以熨痛处，冷复易之。"宋代朱肱《南阳活人书》又倡用"阴阳熨法"，即先用冷熨法，再施以热熨法，重复交替使用数次，以治疗二便不通之症。

二 作用机制

药烫的作用机制是基于中医学整体观念，以辨证论治思想为指导，在中医学基础理论、针灸经络学说的基础上发展起来的一种外治法。经络外联肢节，内属脏腑，沟通内外上下，行气血，协调全身功能。

药烫法的作用部位在皮肤，属于经络学中的皮部，穴位为脏腑之气输注体表的部位。通过温热之力和药力，由表及里，连经络，通脏腑，达到行气活血、调整阴阳的目的。《素问·至真要大论》曰："从内之外者，调其内；从外之内者，治其外""内者内治，外者外治"。清代吴尚先也提出"外治之理即内治之理，外治之药亦即内治之药，所异者法耳。医理、药性无二，而法则神奇变幻"。同时，从现代医学角度看，该治疗方法属于物理疗法，作用于皮肤表面，刺激体表神经，通过热刺激达到扩张血管、改善微循环、消除水肿、减轻炎症反应以及提高免疫力的目的，既能够促进血液循环，增进新陈代谢，提高免疫力，又有除湿等效果。药烫不是热的单独作用，而是热和药的相互协同，相互影响。

在给药途径方面，该法从皮肤给药。现代药理研究认为药物经皮肤吸收的过程主要包括两方面。第一，透吸收，透过皮肤表面结构到达细胞间质，药物经皮渗透，在局部达到一定浓度，从而发挥较强的药理作用。由于药物及热刺激使局部血管扩张，血液循环加快，从而促进药物的渗透、吸收和传播，增加全身的效应。第二，相吸收，药物通过皮肤微循环到血液循环，局部血管扩张，血流加快而改善周围组织的供血，某些刺激性较强的药物能强烈刺激腧穴，通过神经反射激发机体的调节作用，从而提高机体的免疫力。

药烫疗法通过透皮给药，药物经过皮肤吸收后可以有效地调节经络脏腑功能，利用药物的温热性能和外加热力，刺激局部经络穴位，可达到温通经络、行气活血、祛湿散寒的功效。通过对经络的调整，补虚泻实，促进阴阳平衡，起到治疗保健的作用。

三 药烫包的分类及功效

小药包

1号药包（调理风寒湿瘀痹）

成分：当归、柴胡、独活、川芎、牛膝等19味药。

功效：活血通络，强筋健骨，祛风除湿。

主治：颈椎、腰椎、肩关节、膝关节等风湿性疼痛，肌肉酸痛等。

2号药包（调理妇科疾病）

成分：当归、川芎、益母草、莪术、葵树子等18味药。

功效：活血化瘀，软坚散结，补血暖宫。

主治：子宫肌瘤，卵巢囊肿，乳腺增生，乳腺结节等。

3号药包（参芪扶正，引火归元）

成分：人参、生黄芪、红景天、艾叶、防风、威灵仙等20味药。

功效：补气，养血，养颜。

主治：体质虚弱，面黄肌瘦，气血两虚，面部色斑。

4号药包（调理泌尿生殖疾病）

成分：肉苁蓉、淫羊藿、熟地黄、党参根等。

功效：补肾补气，温阳散寒。

主治：肾结石、输尿管结石等泌尿系疾病，宫寒不孕，性功能低下等。

大药包

1号药包（活血化瘀）

成分：透骨草、川杜仲、菟丝子、散血丹、过江龙、乳香等29味药。

功效：温经散寒，舒筋活络，化瘀止痛。

主治：颈型及神经根型颈椎病，肩周炎，腰椎间盘突出症，腰背筋膜炎，膝关节痛等。

2号药包（调理肿瘤积滞）

成分：三棱、粉防己、重楼、生黄芪、当归、千年健等34味药。

功效：破血逐瘀，软坚散结，清热解毒。

主治：囊肿、恶性肿瘤类疾病。

3号药包（调理妇科肌瘤、增生）

成分：两面针、过江龙、瓦楞子、山慈菇、橘核等25味药。

功效：活血通络，软坚散结。

主治：子宫肌瘤，乳腺增生，盆腔炎等。

4 号药包（调理风湿、类风湿）

成分：楮实子、皂角刺、威灵仙、大血藤、紫苏子、紫花地丁、肿节风等35味药。

功效：活血补血，软坚散结，通络止痛，祛风除湿。

主治：风湿、类风湿、强直性脊柱炎等免疫系统疾病。

四 药烫疗法的基本操作

小药包

❶ 使用前预处理

（1）所需器具

浸泡药包容器 1 个（根据所需浸泡药包大小、多少选取合适的浸泡容器，容器需选取塑料或玻璃材质，避免使用金属材质，以防腐蚀），40 度米酒，厚布手套 1 副，胶皮手套 1 副，煮药包器具 1 个（推荐老式电饭煲）（图 12-1）。

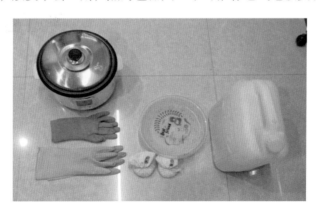

图 12-1

（2）流程工序

将需要使用的小药包放入浸泡器内，倒入适量米酒，以没过药包最高处为宜，盖上盖浸泡 2 小时，过程需密封。然后将浸泡好的小药包连同浸泡液一起倒入电饭煲内，加水至没过药包为宜。盖上盖，从煮沸开始计时，煮30分钟后方可使用。下次使用时，需加适量米酒煮药包。

❷ 施术技法

（1）鸟啄法

以类似鸟啄食的动作轻点患部皮肤，动作快而轻，循环施术于患部（图12-2）。不可在同一位置停留过久，以免烫伤患者皮肤。

（2）点按法

此法与鸟啄法类似，区别在于药包在患部皮肤停留时间较长，力度较大（图12-3）。

（3）推揉法

手拿药包，力度从轻到重，伴以按、旋转等动作，来回旋转推揉于施术区域（图12-4）。

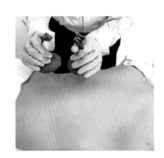
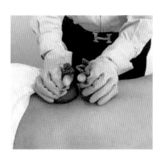
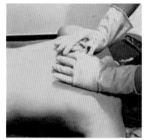

图 12-2　　　　　　　　图 12-3　　　　　　　　图 12-4

❸ 操作规范

（1）施术前，施术者先戴一层厚布手套再戴一层胶皮手套，以防烫伤。

（2）施术开始，先将药包拧干，以不滴药汁为标准，以鸟啄法施术于患者相关经络及穴位。

（3）以药包温度降至患者不觉烫或疼痛为度，将药包放在患者治疗的重点穴位上。

（4）再取锅里热的药包继续施术。待药包温度适宜时，替换之前放在重点穴位的药包，替换下来的药包放回锅内继续加热，循环使用。

（5）换药包间隙，应用厚毛巾覆盖患者治疗部位，保持温度。

（6）每个治疗部位的敷药时间应保持在 10 ~ 40 分钟，根据患者情况辨证论治，合理调节敷药时间。

（7）施术过程中，需经常询问患者热感，以温热而不烫伤为宜，以达到最佳的治疗效果。

（8）施术完毕后，嘱患者及时穿衣保暖，饮温开水补充水分，静坐待汗消后方可离开。

大药包

❶ 使用前预处理

（1）所需器具

浸泡药包容器 1 个（根据所需浸泡药包大小、多少选取合适的浸泡容器，容器需选取塑料或玻璃材质，避免使用金属材质，以防腐蚀），蒸锅 1 个（建议选用毛巾消毒车），适量米醋，厚布手套 1 副，胶皮手套 1 副（图 12-5）。

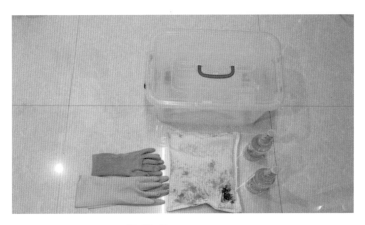

图 12-5

（2）流程工序

将需要使用的大药包放入浸泡器内，倒入适量米醋，以没过药包为准，盖上盖浸泡 4 小时，过程需密封。先把浸泡液倒入蒸锅内，放上隔离网，再把浸泡好的大药包放在上面，注意容器内的水距离隔离网至少要 12 ~ 13 cm，这样在蒸煮过程中下面的水液才不会浸到药包上面来。从蒸锅煮沸开始计时，2 小时后药包方可使用。下次使用时，需用米醋将药包浇透再按照上述要求蒸药包。

❷ 施术技法

大药包施术技法操作起来比小药包简单，按照大药包使用过程中的操作流程即可，将药包敷于治疗部位及相关经络穴位，静置 1 小时，待热力及药力渗透至皮下即可。

❸ 操作规范

（1）施术前，让患者以舒适的姿势仰卧或者俯卧在理疗床上，在患者施术部位平铺 6 ~ 8 层毛巾。

（2）施术者将准备好的药包平放在毛巾上，再铺 2 ~ 3 层毛巾在药包上，以减慢药包温度下降速度。

（3）施术过程中关注患者耐热情况，询问患者药包温度是否合适，根据情况增加或减少药包下面毛巾的层数。

（4）操作恰当的情况下，保持药包温度稳定，维持在 1 ~ 1.5 小时之间。

（5）施术完毕，嘱患者及时穿衣保暖，饮温开水补充水分，静坐待汗消后方可离开。

五　适　应　证

1.各种风湿、寒湿痹证。

2.外感发热等疾病。

3.一切因经脉不通所致的关节筋肉疼痛、肿胀、麻木、瘫痪、挛缩和僵硬等症。

4.各种痛证，如头痛、胁痛、腰痛、面痛、腹痛等。

5.积聚、痞气、食滞、痰核、瘰疬等。

6.癃闭，一切下焦虚冷、元阳衰惫证等。

（六）禁 忌 证

1. 皮肤破损处，局部知觉麻木，腹部包块性质不明以及一切炎症部位。

2. 实热证或麻醉未清醒状态。

3. 高热惊厥。

4. 婴幼儿，孕妇，妇女经期。

（七）注意事项

1. 药烫一般需要裸露体表，故操作时应注意室温适宜，空气新鲜，注意避风，以免感冒。

2. 做过药烫项目后，应注意保暖，做药烫当天最好穿着长衣长裤。

3. 药烫前嘱患者排空小便。

4. 一般情况下，药烫包温度不宜超过 70℃，体弱者不宜超过 50℃，治疗过程中若药包温度偏低应立即更换。若患者感到局部疼痛或出现水疱应立即停止操作，并进行适当处理。

5. 药烫后 2 个小时内不能洗澡，不能吃生冷食品。

6. 药烫后局部皮肤泛红会持续一段时间，属于正常现象。

7. 药烫过程中要注意观察患者的情况，如有头晕、心慌等，应停止治疗。

8. 药烫治疗后，患者要注意避风保暖，不过度疲劳，饮食宜清淡。

八　常见病的药烫调理

颈椎病

【选用药包】

1 号小药包。

【主要作用】

活血化瘀，散寒祛风。

【操作方法】

❶ 颈部推拿放松

患者取仰卧位，颈部暴露，一指禅推颈部三线（双侧风池至肩井，风府至大椎），梳理完毕后拿肩颈结束。

❷ 颈部拔罐

经推拿操作后，取颈部夹脊、大椎、风门、肺俞等穴，进行拔罐并留罐15 分钟，以疏通肩颈部经络。

❸ 颈部熨烫

选用 1 号小药包，选取督脉、手少阳三焦经、手太阳小肠经等循行过肩颈部位的经络，将加热处理后的药包拧干，分别沿所选经络循行方向，自上而下快速熨烫。以肘部力量带动腕关节活动，灵活快速地将药包按下提起，反复数次，以皮肤潮红为度。待皮肤潮红后再行药包推拿术，手持药包在经络循行部位缓慢用力按揉，借助手腕部力量将药汁渗透皮下，以皮肤给药方式，达活血化瘀之目的。其余经络操作同督脉（图 12-6）。

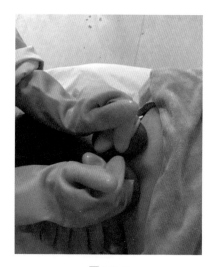

图 12-6

❹ 颈部艾灸

以上三步完成后，在颈部进行艾灸治疗，温和灸 15 分钟，以颈部潮红为度。

子宫肌瘤

【选用药包】

2 号小药包。

【主要作用】

温经散寒，活血通络，软坚散结，祛风除湿。

【操作方法】

❶ 疏通腹部经络

用掌根揉法在小腹部进行梳理，至小腹部微微发热。

❷ 八髎穴点按

在八髎穴用点按的方法进行推拿刺激 30 分钟，结束时手掌擦热按压八髎穴。

❸ 梅花香灸

选用特制药物香艾，在八髎穴及盆腔反射区敷上隔药粉（暖宫散寒药粉），在盆腔反射区及八髎穴位置悬灸 2 个小时，至八髎穴有汗液渗出为宜。

❹ 药烫

选用 2 号小药包，沿着八髎穴快

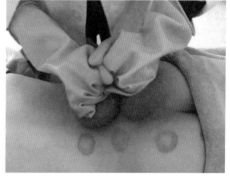

图 12-7

速熨烫，以肘部力量带动腕关节活动，灵活快速地将药包按下提起，反复数次，以皮肤潮红为度。待皮肤潮红后再行药包推拿术，手持药包在经络循行部位缓慢用力按揉（图 12-7）。

高血压、高血糖、高血脂

高血压、高血糖、高血脂主要是脾肾阳虚、肝胆郁滞、疏泄不利造成的，所以要采用补充阳气的方法，让在上的相火降下来，"水升火降"，最终让血压恢复正常。

【选用药包】

4号小药包和1号大药包。

【主要作用】

温经散寒，活血通络，软坚散结，祛风除湿。

【操作方法】

首先按上述大小药包施术技法和操作规范来进行准备和操作。可以在腰部、督脉、膀胱经和腹部上垫敷大药包，小药包可以在下肢来回熨烫。

① 铺灸督脉（图12-8）

补充体内阳气，阳气充足则运化有力。

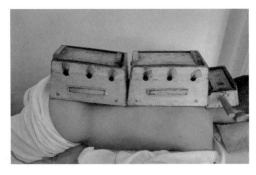

图 12-8

② 肝经刮痧

沿着双下肢肝经循行方向，配合精油，自上而下刮拭。

③ 拔罐

沿着肝肾经经络循行方向，选取相应穴位进行拔罐并留罐15分钟。

④ 药烫

选用4号小药包，沿着肝、脾、肾经及涌泉穴快速熨烫，以肘部力量带动腕关节活动，灵活快速地将药包按下提起，反复数次，以皮肤潮红为度。待皮肤潮红后再行药包推拿术，手持药包在经络循行部位缓慢用力按揉，经络药烫完成后在涌泉穴着重热烫 20 分钟，起到引火归元的功效（图 12-9）。

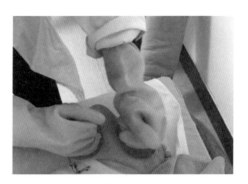

图 12-9

九　典型案例

案例一

谢某，女，25 岁，初诊时间为 2016 年 7 月 5 日。患者因办公室空调温度过低，衣着单薄而不慎着凉。当日下班后即出现频繁咳嗽，以干咳为主，次日上班咳仍未减，受凉加重。无发热，无恶心呕吐，微恶寒，流少量清涕，二便调，胃纳可，舌淡红，舌尖红点较多，苔黄腻，脉浮弦。

【调理过程】

刮痧：督脉、膀胱经、肺经刮痧 5 ~ 10 分钟。

拔罐：选取肺俞穴进行拔罐。

药烫：选取 3 号小药包沿督脉、膀胱经、肺经行药烫治疗，自上而下快速熨烫，以肘部力量带动腕关节活动，灵活快速地将药包按下提起，反复数次，至皮肤潮红为度。待皮肤潮红后再行药包推拿术，手持药包在经络循行部位缓慢用力按揉，借助手腕部力量将药汁渗透皮下，以皮肤给药方式，达扶正补气目的。

艾灸：将药粉均匀涂抹于督脉上艾灸 30 分钟。

【疗效】

患者经过一次治疗后，咳嗽减轻，纳可，二便调。

案例二

朱某某，男，76岁，初诊时间为2016年7月26日。患者于2015年过年时外出摔跤，3个月未做处理，右上肢活动不利，前臂不能上举。2015年5月时突然不能行走，接受右侧股骨头置换术，术后疼痛稍有缓解，但仍行走不利。

【第一次调理】

拔罐：拔膀胱经、风池，肝区放血（血浓且黑）。

推拿：用活血药酒推拿膀胱经、四肢、胆经、肝经。

艾灸：督脉、膀胱经、涌泉。

【第二次调理】

推拿：用活血药酒疏理头部，推拿膀胱经、四肢、腹部。

刮痧：膀胱经、肝经、胆经、脾经、脚踝。

艾灸：督脉、膀胱经、涌泉。

【第三次调理】

推拿：用活血药酒疏理头部，推拿膀胱经、肝经、胆经。

刮痧：膀胱经、肝经、胆经、脾经。

艾灸：膀胱经、足三里、三阴交、太溪、脚踝。

药烫：选取1号小药包沿上肢经络循行部位进行治疗。

【第四次调理】

推拿：腰背及四肢经络。

药烫：膀胱经、四肢、百会、涌泉。选用4号小药包，将加热处理后的药包拧干，分别沿所选经络循行方向，自上而下快速熨烫，以肘部力量带动腕关节活动，灵活快速地将药包按下提起，反复数次，至皮肤潮红为度。待皮肤潮红后再行药包推拿术，手持药包在经络循行部位缓慢用力按揉，借助手腕部力量将药汁渗透皮下，以皮肤给药方式达活血化瘀之目的。

艾灸：从大椎到长强雷火灸约1个小时，灸至患者自觉汗出为度。

【疗效】

患者面色正常，右臂能举起 20 秒，脚部较前有力，大便调，夜间小便 2 次，饮食睡眠正常。患者经过 2 个月调理后上肢可抬起，可扶墙行走，饮食睡眠均正常。

案例三

余某某，男，28 岁，初诊时间为 2016 年 8 月 14 日。患者受凉后出现面瘫，发热，四肢乏力，行走困难，全身关节僵硬、酸麻、咳嗽，口渴，尿多等症状，大便调。

【第一次调理】

推拿：推按膀胱经、肺经、大肠经、胃经、肝经、胆经、脾经。

刮痧：从印堂到头维，然后从太阳穴到耳门，从睛明沿着眼眶刮，并点按地仓、颊车、下关、瞳子髎、睛明、印堂、迎香、头维、人中、承浆等穴。依次刮肝胆经、肺经、大肠经、膀胱经。选取 1 号小药包热烫督脉、三焦经、小肠经、膀胱经、胃经等循行部位，沿所选经络循行方向，自上而下快速熨烫，以肘部力量带动腕关节活动，灵活快速地将药包按下提起，反复数次，至皮肤潮红为度。待皮肤潮红后再行药包推拿术，手持药包在经络循行部位缓慢用力按揉，借助手腕部力量将药汁渗透皮下，以皮肤给药方式，达活血化瘀之目的。

艾灸：地仓、下关、迎香、颊车、瞳子髎。

以上治疗每天 1 次，5 次为 1 个疗程。

【第二次调理】

推拿：推拿疏通膀胱经、胆经、肝经。

拔罐：背部与左面颊走罐，地仓、人中留罐 15 分钟。

艾灸：选取神阙、中脘、关元、印堂、瞳子髎、睛明、地仓、颊车、人中等穴位，灸至患者自觉汗出，稍感疲乏为度。

【疗效】

上述治疗的同时配合中药口服，患者右侧面颊与右上唇松弛明显改善，上唇有力，面部活动自如，精神佳，无不适感。患者通过四联综合疗法治疗 2 个疗程后，面部活动自如。

济民赵氏熏蒸疗法

技术持有人——赵荣（宗）义

赵荣义（又名：赵宗义），1948 年出生于安徽亳州，17 岁从医，至今 50 余年。师承杨光华（清末宫廷御医），独创多种特色诊法、疗法，尤以独门熏蒸疗法配合按跷为主。现任北京济民赵氏中医研究院院长，济民赵氏特色熏蒸疗法创始人。尤其擅长治疗小儿脑瘫、小儿癫痫、类风湿关节炎、强直性脊柱炎、脊柱畸形等疾病。

一 外治熏蒸疗法简介

特点与功效

中药熏蒸疗法是指利用药物煮沸后产生的蒸气来熏蒸机体，以治疗疾病、养生保健的方法。经过大约 7 年的探索、试验和大量的临床实践，独创较为完善的熏蒸理论体系，拥有丰富的用药配药经验，临床用于治疗多种疑难杂病。配以济民赵氏独到的诊病技术和推拿技术、针灸技术，可治疗小儿脑瘫、癫痫、类风湿关节炎、强直性脊柱炎及部分肿瘤。

此疗法可促进血液循环，加速代谢，清除血液垃圾，增加血管弹性，改善色素沉着，调节病态肥胖。预防治疗骨关节疼痛，减少劳损。改善微循环，防治手脚麻木，预防冻疮。通过加速局部血液循环治疗乳腺增生、子宫肌瘤等妇科疾病。经皮吸收可治疗皮肤病，还可改善睡眠质量，缓解头痛、头晕等症状。

适用范围

1.免疫系统疾病，如风湿及类风湿关节炎、肩周炎、强直性脊柱炎等。

2.骨关节疾病，如腰椎间盘突出症、退行性骨关节炎、各种急慢性软组织损伤。

3.皮肤病，如银屑病、硬皮病、脂溢性皮炎等。

4.内科疾病，如感冒咳嗽、高脂血症、糖尿病、失眠、神经官能症、脉管炎、慢性肠炎等。

5.妇科疾病，如痛经、闭经等。

6.五官科疾病，如近视、远视、过敏性鼻炎、鼻窦炎等。

禁忌证及注意事项

❶ 禁忌证

高血压，严重心脑血管疾病，重度贫血，动脉硬化，严重肝肾损伤，高热，结核病，某些传染性疾病如肝炎、性病，开放性创伤及感染性病灶，青光眼，妇女妊娠期，年老体弱。

❷ 注意事项

（1）在熏蒸过程中，如发生头晕等不适症状，应停止熏蒸，进行休息。

（2）熏蒸完毕后，立即擦干皮肤，同时避免受寒、受风。

（3）老人和儿童应有专人陪护。

（4）过饥、过饱或餐前餐后30分钟内不宜熏蒸。

（5）中药熏蒸6小时后方可洗澡。

（6）熏蒸过程中，需多喝水。

（7）特别熏蒸者（如严重皮肤病患者、特殊患者等）需要安排特殊熏蒸床。

二　外治熏蒸疗法用具

熏蒸用具

熏蒸床（图13-1）：高160 cm，分为床板、床围和床顶三部分。床板距地面高60 cm，分为两层，底层为中间挖空连接锅口的床板，上层为熏蒸者坐、躺的床板，上层床板要求光滑、透气、好打理。床围分为两部分，其中三面用桑拿板，有防水、聚气功能，一面用透明软玻璃，便于熏蒸者上下床，

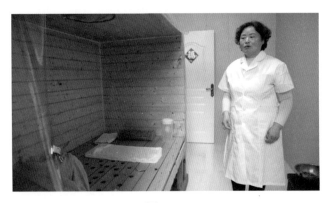

图 13-1

同时便于巡视人员的观察和指导。床顶部分，在床顶上方与床板锅口对应位置开一圆口，但要用薄布进行覆盖，既便于床内药气流动，又不会让药气流出太多。

熏蒸药锅：以口径约 56 cm，可盛 10 kg 药材及药汤的不锈钢锅为宜。

灶具：以可加热锅内药材，产生大量蒸气为标准。

配方（部分药材）：白芍、牡丹皮、知母、当归、川芎、大黄、桔梗、赤芍、黄芪等。

个人用品

坐垫：熏蒸时坐在床板上用的垫子，可用浴巾等代替。

毛巾：两条，一条用于熏蒸床内治疗时擦汗，一条用于治疗结束后擦汗。

毛巾被：用于熏蒸时覆盖身体和锅口处，可用被罩、被单代替。

水杯：便于熏蒸过程中大量饮水。

三 外治熏蒸操作方法

准备工作

1.药锅内加水没过熏蒸药，距锅口四指。

2.燃气调至大火。

3.待熏蒸锅冒蒸气即可上床开始熏蒸。

4.熏蒸床除床顶圆孔保持必要透气外，四周要密封好。

熏蒸调理过程

1.熏蒸者先面向蒸锅口，两腿置于锅口两侧（图 13-2）。

2.将毛巾被从锅口铺开，覆盖两肩及后背（图 13-3）。

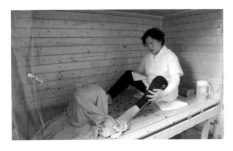
图 13-2

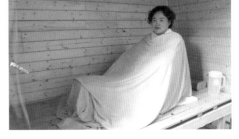
图 13-3

3.背对锅口坐在坐垫上，熏蒸腰背部（图 13-4）。

4.熏蒸者可躺在熏蒸床一侧，将腰部和背部对着锅口，开始熏蒸腰部，20 ～ 25 分钟。保持大火蒸到熏蒸者汗出透彻后（15 ～ 20 分钟，根据个人身体状况而异），调至小火或者关火（图 13-5）。

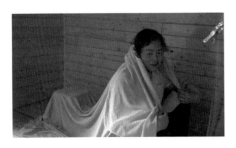
图 13-4

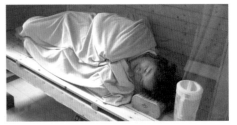
图 13-5

5.待温度降低后，可平躺至锅口不热，即可下床。熏蒸过程以不超过 60 分钟为宜。特殊熏蒸者需要特殊看护，熏蒸的每个环节都需要特殊提示。

6.熏蒸者下床后，需着长袖上衣和长裤，避免着凉水凉物，避免着风。待汗落后，换回原来衣服，熏蒸结束。

四 推拿按跷操作方法

准备工作

施术者推拿按跷前、后都要洗手，衣着宽松、大方、得体，踩跷时要赤足。

受术者全身放松，先仰卧、后俯卧于特制推拿床上。

操作手法

推拿部分，从头部开始，依次为头面部、颈部、肩部、上腹部、下腹部（女性含子宫、卵巢）、胸部（女性含双乳）、双上肢、髋部、双下肢伸侧、腰背部。

踩跷部分，从足部开始，依次为双足、双下肢、腰臀部、背部。

整理部分，从肩背部开始，依次为肩部、背部、腰部、双下肢、足部。

❶ 头部手法操作

（1）受术者仰卧于特制推拿床上，调整呼吸，处于自然放松状态，施术者坐于受术者头部方向。

（2）双手大鱼际并拢，沿眉心向额头中心做向下向外按压 3 次（图 13-6）。

（3）双手拇指叠压眉心 3 次（图 13-7）。

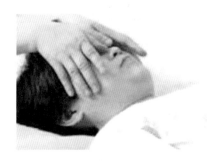 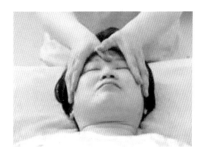

图 13-6   图 13-7

（4）右手拇指沿右额头上方轻柔打圈按至右侧太阳穴（图 13-8），左手拇指向左轻柔打圈按至左侧太阳穴。

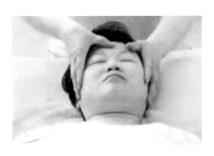 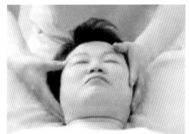

图 13-8

（5）再并用右手食指、中指、无名指沿左脸轻柔打圈按至右脸，中间提拉2次（图13-9）。

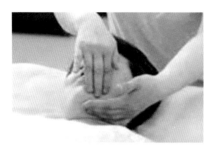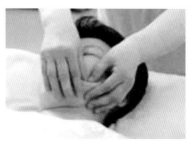

图 13-9

（6）双手食指、中指、无名指对称在下颌处轻柔打圈，然后沿下颌骨到耳根处轻柔打圈（图13-10）。

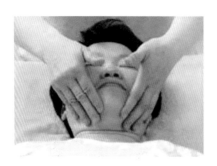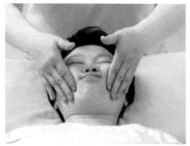

图 13-10

（7）双手将受术者脸部包裹按压（图13-11）。

（8）双手大鱼际按压眉心、额头后，大拇指滑至太阳穴按压片刻。

（9）双手食指、中指沿耳根处将耳朵向上拉，并将外耳道口封住按压，稍作停顿（图13-12）。

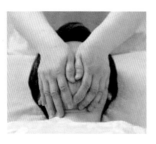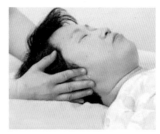

图 13-11　　　　　　　图 13-12

❷ 颈部手法操作

（1）受术者仰卧于特制推拿床上，调整呼吸，处于自然放松状态，施术者坐于受术者头部方向。

（2）双手托住受术者后项部晃动到脖颈放松后，向左侧、右侧用内力牵拉3次（图13-13）。

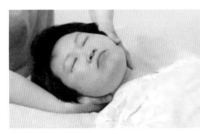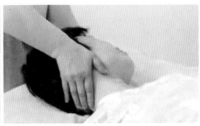

图 13-13

（3）双手分别按揉风池穴（图13-14）。

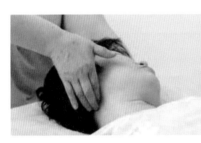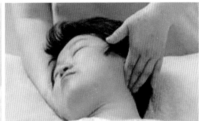

图 13-14

（4）一手托住后脖颈，用内力沿脊柱方向向上、左侧、右侧牵拉各一次，另一只手轻扶下颌加以配合（图13-15）。

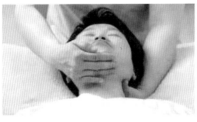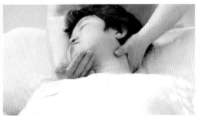

图 13-15

❸ 胸部手法操作

（1）受术者仰卧于特制推拿床上，调整呼吸，处于自然放松状态。

（2）用双手拇指分别同时沿双肩部肌肉向外按压3次（图13-16）。

（3）施术者站立起来，双手攥拳轻轻按压受术者肩窝3次（图13-17）。

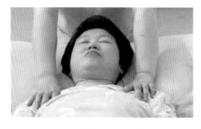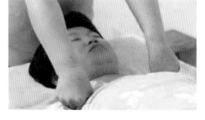

| 图13-16 | 图13-17 |

（4）再用双手沿手臂向肘和手腕来回抓、拿、按2次（图13-18）。

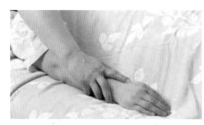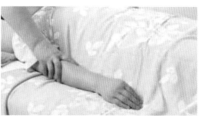

图13-18

❹ 腹部手法操作

（1）受术者仰卧于特制推拿床上，调整呼吸，处于自然放松状态。

（2）双手拇指并拢沿胸口到肚脐处适度用力推压（图13-19）。

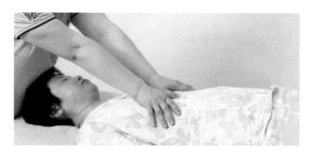

图13-19

（3）施术者站于受术者右侧，双手将受术者的胸口到肚脐之间的腹壁进行盘动，交换盘动3次（图13-20）。

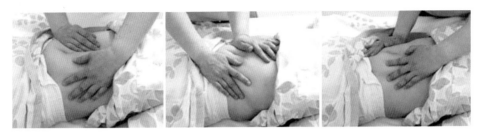

图13-20

（4）用右手掌根分别按压受术者左右肩窝各1次（图13-21）。

（5）右手呈空心掌，中指对准左右肩窝处，各连拍数次（图13-22）。

（6）女性此处增加按揉乳房（图13-23）。

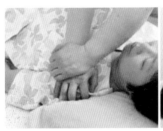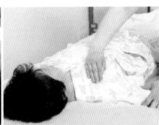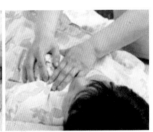

图13-21　　　　　　　　图13-22　　　　　　　　图13-23

（7）右手掌根先按压右肩窝，沿手臂到手腕抓、拿、捏，然后按揉手腕背面，抓住食指、中指、无名指用内力拉伸3次，活动手腕，拍打手背3次（图13-24）。

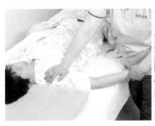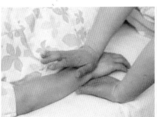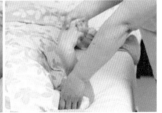

图13-24

⑤ 背部手法操作

（1）受术者仰卧于特制推拿床上，调整呼吸，处于自然放松状态。

（2）抓捏受术者两侧肩部，并沿脊柱两侧向腰部方向用掌根按压各1次（图13-25）。

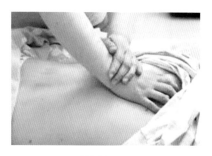

图 13-25

（3）点揉背部穴位后，空心拳敲打肩部两侧、左右后肩窝、左右后心处各2次，然后空心掌沿脊柱后心处及两侧拍打（图13-26）。

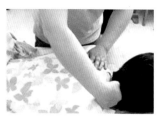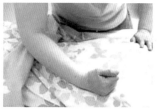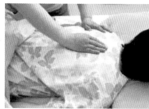

图 13-26

（4）施术者站回到受术者头部方向，双手拇指先在受术者腰处点揉，沿脊柱两侧推至腰部3次，双手掌持腰部用内力抖晃3次（图13-27）。

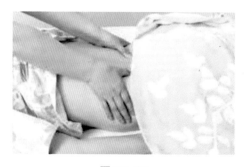

图 13-27

（5）用其余四指沿脊柱两侧由腰部向肩部按压 1 次。

（6）空心掌拍打脊柱及两侧 3 次。

❻ 双下肢及臀部手法操作

（1）施术者站立于床上，手抓住墙上固定的把杆。踩压腰、背、大腿部分时，施术者必须双手抓牢把杆，借力把杆控制力量，仔细观察、体会受术者的承受能力，进行操作。

（2）站在受术者侧面，用脚掌心踩住受术者脚后跟处用内力晃动，受术者头部跟随晃动，并于脚踝、小腿处晃动踩压 2 个来回（图 13-28）。

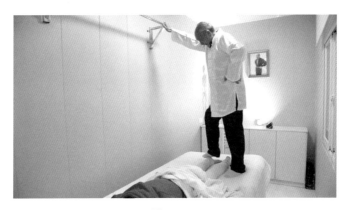

图 13-28

（3）沿受术者脚跟、脚踝、小腿至腘窝下部晃动踩压 2 个来回（图 13-29）。

（4）由受术者腘窝上方沿大腿中部、根部至臀部外侧晃动踩压各 3 次，2 个来回。

（5）从受术者臀部外侧，大腿根部、中部至腘窝上方晃动踩压 3 个来回。

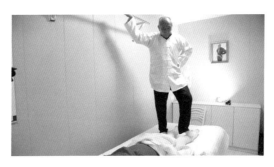

图 13-29

（6）双脚分别同时交替踩压左右大腿后侧3次。

（7）右脚轻踩受术者腰骶部，左脚跟踩压左大腿根部，左右交替各2次（图13-30）。

（8）左脚先踩压受术者脊柱，左右脚交叉踩2次，再双脚并拢横踩2次（图13-31）。

（9）双脚回到大腿根部分别踩压2次。

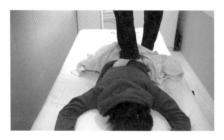 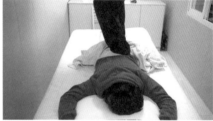

图 13-30　　　　　　　　　　　　图 13-31

❼ 整理手法

（1）双手抓捏受术者左右肩颈，用空心掌轻敲3次。

（2）空心掌小鱼际处沿左右肩窝到脊柱两侧拍打1次。

（3）空心掌拍打脊柱及两侧3次，错动腰部拍打腰部3次（图13-32）。

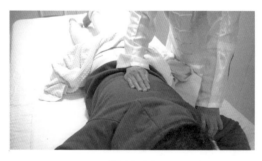

图 13-32

（4）施术者站立到受术者脚侧，双手拇指并拢，沿大腿中部到小腿肚处（腓肠肌）按压，双手拇指用力叠压小腿肚处。

（5）两手分别抓住受术者脚掌晃动，待腿松动时用力快速猛拉一下（图13-33）。最后双手拍打小腿肚处2下，提示结束。

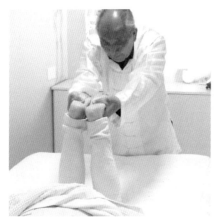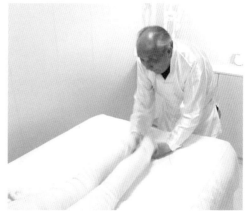

图 13-33

五 典型案例

案例一

戴某某，女，68 岁，初诊时间为 2013 年 8 月。患者腰痛 22 年，双下肢静脉曲张 20 余年，伴右腿痛 10 余年。

每日推拿、熏蒸调理。治疗 3 个月后，双下肢静脉曲张好转，曲张血管回缩，颜色趋于正常，疼痛缓解。经两个伏天熏蒸后，静脉曲张明显好转，腰痛明显缓解，近 2 年静脉曲张已消失。

案例二

惠某某，女，54 岁，初诊时间为 2015 年 4 月。患者颈椎至腰椎疼痛不能弯曲，不能低头，说话、走路、坐车等大小震动都令胸腔针刺般疼痛，大椎穴附近连及双肩疼痛，大小便时疼痛加剧，双手无力，夜间疼痛加剧，难以入睡。

每日推拿、熏蒸调理。治疗 20 天后，剧烈疼痛缓解；2 个月后疼痛基本消除；6 个月后身体恢复到病前状态，无疼痛，生活自理；9 个月后治疗结束，身材、肤色、体态、精神均有改善。

案例三

常某某，男，8 岁，初诊时间为 2016 年 11 月 16 日。患儿为早产儿，6 个月龄时发现点头样震颤、痉挛。6 岁半到医院检查时，不能言语，脑瘫面容，两眼外翻，流口水，癫痫，眼球震颤，双上肢握物无力，不能翻身、独站、坐，对周围环境反应差，与他人眼神交流少，诊断为脑瘫致四肢瘫，构成瘫痪。

隔日推拿，每日熏蒸调理。治疗 5 天后停抗癫痫药，癫痫得到控制，抽颤消失。至 2017 年 7 月，精神状态、认知好转，能懂得与人交流，腰部较前有力，腿能放平，牵手能站，能独立坐一会，后脑勺鼓起，握力增强，可撕扯东西。舌体由宽大变得胖瘦适中，活动度由僵硬变得自如。

案例四

奚某某，女，56 岁，初诊时间为 2017 年 2 月 19 日。全身关节疼痛 3 年，患颈椎病、痛风病多年，时觉后颈部冒凉气，睡醒后手指麻，腰酸痛，睡眠差，双足凉，上下楼困难。

每日推拿、熏蒸调理。调理至 2017 年 8 月，大椎穴处脂肪垫消退，全身关节疼痛好转，手指麻好转，腰酸、腿凉有所减轻。身材较前匀称，皮肤较前光滑。

案例五

盛某某，男，4 岁，初诊时间为 2017 年 5 月 20 日。面部五官紧缩，语言障碍，只能说两个字，前胸、后背骨骼有凸起现象，手心外翻，步态不稳。于某医院诊断为发育迟缓，于康复医院治疗效果不理想。

每日推拿、手法调形、熏蒸调理。4 个月后，前后胸骨骼凸起处基本平复，手心外翻纠正，五官、身材日益和谐，语言表达能力有所改善，语句长度可增加至 4 个字，走路较之前协调平稳，身高体重均有增加。

丛日超自愈力功夫推拿

技术持有人——丛日超

　　丛日超，1977 年生于山东省烟台市海阳市，山东中医药大学硕士。出生于中医、武术世家，自幼习武，以家族五代人的绝学传承和易筋经、少林内功、陈氏太极拳为基础，结合现代医学、传统中医和生命科学，探索和钻研中华武医的精髓，传承并创新了自愈力功夫推拿，以意引气，以气导力，以持久、有力、均匀、柔和、渗透的功法，调动机体自身的修复功能，激发人体的自愈能力，在轻松舒适的状态下恢复身体健康状态。

一 简 介

自愈力功夫推拿属于中国传统文化的武医范畴，是汇聚了中华武术和中医学的国术精粹。千拳归一路，万门归一理。自愈力功法是融合易筋经、少林内功和陈氏太极拳精髓提炼出的大道至简的修炼方法。"太极十年不出门"，自愈力功法修炼同样如此，医者不仅需要有整体观念和望闻问切、辨证论治系统的理论学习，还需至少3年的闭关修炼，才能达到静心凝神、精神贯注、意动身随、内外三合、气血通行的入门级别，方能做到意随心动、刚柔相济。此后每日还需坚持进行2小时的功法修炼才能保持最佳的状态，方可给患者治疗；否则，一是很难做到最佳的心定气沉状态，二是如不持续修炼功力不足以支撑，三是使疗效下降，而且持续耗气太过容易伤害自身。

二 动作要领

修身、正心、慎行、守德、刚柔相济、虚实分明是自愈力功法的精髓。如同"拍打的是篮球，强健的是身心；拜的是佛，修的是心"一样，自愈力功法的动作要领是方法，真正修炼的是身心，进入禅修般的状态方能领悟其精髓。

在安静的不被打扰的室内或室外空间，关闭手机或将手机调至静音，换上练功服。排除杂念，自然站立，两脚分开与肩同宽，膝盖微曲，含胸拔背，下颌微收，虚灵顶劲，左手自然放松，以内劳宫对准下丹田（肚脐下3寸，自己四个手指并拢的宽度就是同身寸的3寸），右手则以食指引领的扇形立掌放于胸前。将意念放于右手食指指尖，重心下沉，气沉丹田，重心放于两脚之间，以意引气，以气导力。以食指引领右手在右前方与水平面呈45度的平面上画圈，向远离身体的前方走时以手领肘，向贴近身体的后方行走时以肘领手（图14-1）。

意念始终放于右手食指指尖，手指始终朝上引领。不仅手臂手指放松，整个身体都保持放松状态。练习过程中用意念提醒身体，从头、颈、肩、背到腰、髋、腿均保持自然和最大程度的放松，做到"松而不懈，静而不僵"的完全的自然状态。"放松慢练、功到自然成"是其精髓。

对于初学者，很难做到放空，可以不断在头脑中默念"架正圈圆，放松慢练，向前以手领肘，向后以肘领手"的动作要领，同时修正动作，从颈、肩、手臂到腰、背、腿、脚逐渐放松。随着修炼时间的延长和功力的增长，重心会逐渐下沉，由上身到腰胯再到膝盖、脚底，同时气也会从膻中穴逐渐下沉至丹田。重心和气下沉后功夫推拿即可以意引气，以气导力，身体整体发力，使力量从脚底发出，传递到患者的治疗部位。

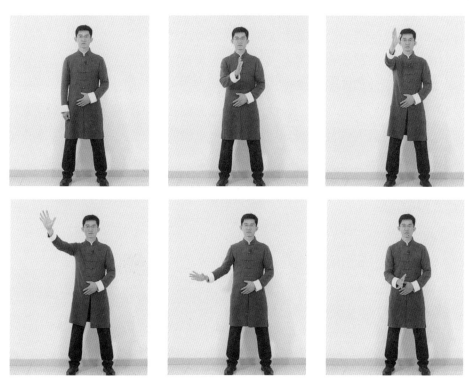

图 14-1

整个动作要领总体概括为：往前走以手领肘，往后走以肘领手，架正圈圆，放松慢练，日均一个时辰修炼，功到自然成。

三 颈肩腰腿痛及亚健康状态功夫推拿操作

准备工作

准备好带呼吸孔的标准推拿床及干净整洁的床罩，向患者简单介绍自愈医学独立学科体系和功夫推拿。

功夫推拿是在医者和患者均保持安静平和的状态下，以持久、有力、均匀、柔和、渗透的最舒适力度整体调理身体，而不是单纯针对局部或者针对症状调理。拒绝以找到痛点为傲，而是帮助患者提升自愈力以恢复健康。医者在调理期间始终保持安静，不被打扰，无须与患者交流。医者应根据自己手下的感觉以最适合的力度给患者调理，在患者毫无痛苦的情况下通过提升自愈力恢复健康。调理过程中患者身心放松，一般三五分钟即可安然入睡。

颈肩调理

❶ 坐位

患者放松正坐于 40 ~ 50 cm 高的凳子或低靠背椅子上，施术者站于其正后方，右腿正对患者脊柱，左脚向左前方 30 度站立，重心下沉，气沉丹田，重心放于两脚之间，左右脚 3：7 的比例。沉肩垂肘，左手放于患者前额，轻轻扶住，右肩放松，右肘自然放松向里收，顶住右肋部，右前臂和手掌、手指平行于地面伸直，收拢虎口角度至 15 度，以拇指指腹顶端对准颈椎两侧的肌束最高点（图 14-2）。

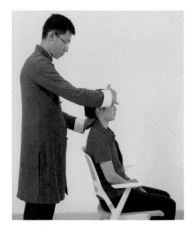

图 14-2

以意引气，以气导力，身体整体发力，将力量传递到拇指顶端，再传递到肌束，垂直缓缓加力，直到按压住肌束，且肌束被压扁但没有出现抵抗状态为最佳。按压住后保持身体持续加力的同时，拇指指腹顶端由肌束最高点向脊柱方向剥离，但不要按压到脊柱，以 5 mm 左右的距离为最佳。沿着左侧肌束最顶端从上往下，每个部位剥离 3 ~ 6 次，在患者放松的状态下进行，仅感觉酸胀痛为宜。

施术者左腿正对患者脊柱，右脚向右前方 30 度，左手发力，剥离右侧肌束。最后以左手或右手沿着脊柱正中从上到下按压，剥离棘上韧带，每个部位 3 ~ 6 次。整体操作以 15 ~ 20 分钟为最佳。

拿肩井时医者正对患者背部，重心下沉，气沉丹田，重心放于两脚之间。沉肩垂肘，两肩放松，双肘自然放松下沉，拇指与其余四指分开拿住患者肩井部，拇指与其余四指均保持伸直状态，收拢虎口角度，以拿住肩井为准。整个拇指和其余四指相对挤压肌束（图 14-3）。

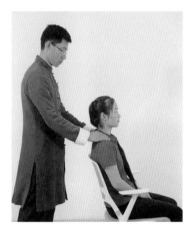

图 14-3

拿住后以意引气，以气导力，身体整体发力，将力量传递到拇指和四指，再传递到肌束，垂直缓缓加力，直到按压住肌束，且肌束被压扁但没有出现抵抗状态为最佳。按压住后保持身体持续加力的同时，以 5 mm 左右的距离移动捻揉肩井的肌束。

一个部位按揉 6 次为最佳，应将整个肩井均按揉到，这样可以在最佳激发身体自愈力的情况下避免穴位疲劳。

❷ 俯卧位

患者俯卧于有呼吸孔的洁净推拿床上。施术者正对床头站立，右腿正对患者脊柱，重心下沉，气沉丹田，重心放于两脚之间，左右脚 3∶7 的比例。沉肩垂肘，右肩放松，右前臂和手掌、手指垂直于地面伸直，收拢虎口角度至 15 度，以拇指指腹顶端对准颈椎两侧肌束最高点（图 14-4）。

以意引气，以气导力，身体整体发力，将力量传递到拇指顶端，再传递到肌束，垂直缓缓加力，直到按压住肌束且肌束被压扁但没有出现抵抗状态为最佳。按压住后，保持身体持续加力的同时，拇指指腹顶端由肌束最高点向脊柱方向剥离，但不要按压到脊柱，以 5 mm 左右的距离为最佳。

沿着左侧肌束最顶端从上往下，每个部位剥离 3 ~ 6 次。再换左手以同样力度和次数剥离右侧及脊柱正中的棘上韧带。

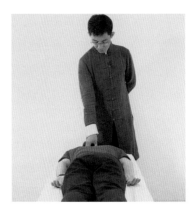

图 14-4

肩部调理

患者俯卧于有呼吸孔的洁净推拿床上，施术者平行于患者身体站立，两脚分开与肩同宽，膝盖弯曲，重心下沉，气沉丹田，重心放于两脚之间，沉肩垂肘，两臂自然下垂，双手掌平放于患者肩部（图 14-5）。

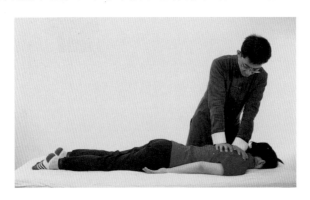

图 14-5

以意引气，以气导力，身体整体发力，以掌根为着力点，将力量通过手臂、手腕、掌根传递到患者肩胛部的筋膜。垂直缓缓加力，以按压住筋膜但没有出现抵抗状态为最佳，即患者没有感觉到难以忍受的疼痛。按压住后保持身体持续加力的同时，沿肩胛骨内侧缘和肩井按揉。谨记身体整体发力传递于掌根，以掌根按压住治疗部位。持续加力的同时向正前方以 5 mm 左右的距离前行，肩井部位则以垂直肌束平面的方向加力按揉。所有部位按揉 3 ~ 6 次，以全面按揉整个肩部为佳，两肩整个操作 15 ~ 20 分钟。

背腰部调理

患者俯卧于有呼吸孔的洁净推拿床上，施术者平行于患者身体站立，两脚分开与肩同宽，膝盖弯曲，重心下沉，气沉丹田，重心放于两脚之间，沉肩垂肘，两臂自然下垂，双手掌平放于患者背腰部。

以意引气，以气导力，身体整体发力，以掌根为着力点，将力量通过手臂、手腕、掌根传递到患者背腰部的竖脊肌肌束最高点。垂直缓缓加力，直到按压住肌束但没有出现抵抗状态为最佳，即患者没有感觉到难以忍受的疼痛。按压住后保持身体持续加力的同时，沿垂直于竖脊肌的方向将整体发力传递于掌根，以掌根按压住部位，持续加力的同时向正前方以 5 mm 左右的距离前行，以垂直肌束平面的方向加力按揉。所有部位按揉 3 ~ 6 次，以全面按揉整个背部为佳，整个操作 15 ~ 20 分钟。

对于背腰部肌肉丰厚或腰肌劳损或经常做推拿受力较大的患者，采用的"功夫推拿"操作是由太极十三势中"掤"演变而来的前臂手法。动作要领是两脚平行站立，两脚间距 3 ~ 4 个脚掌的宽度，脚尖平行向前下蹲，大腿几乎与地面平行，虚灵顶劲，含胸拔背，胯向前收，背部和腰骶部接近直线垂直地面，臀部自然状态不后翘，前臂自然平行放于患者背腰部竖脊肌上（图 14-6）。

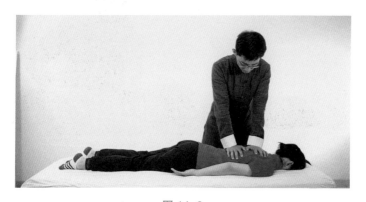

图 14-6

　　手臂、手腕、手指均放松，气沉丹田，以意引气，以气导力，身体整体发力，以前臂靠近肘尖 6 ~ 12 cm 的部位按压于患者背腰部竖脊肌最高点。以前臂尺侧为着力点，将力量通过肩、肘、手臂传递到患者背腰部，垂直缓缓加力（图 14-7）。

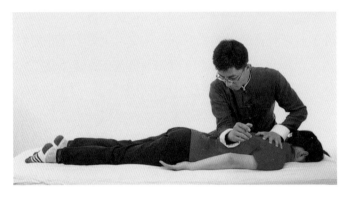

图 14-7

　　直到按压住肌束，并通过背腧穴向穴位内部渗透，以患者没有明显的不舒适感为度。按压住后保持身体持续加力的同时，整体发力传递于前臂尺侧，按压住治疗部位，施术者重心由左侧向右侧移动的同时，前臂持续加力沿肌束方向由背部向腰部推，以 3 cm 左右的距离为最佳，或者直接用肘尖点按腰背部（图 14-8），特别是腰部肌肉的肌束最高点。

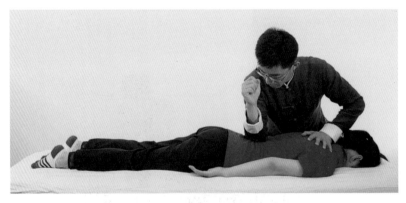

图 14-8

　　所有部位按揉 3 ~ 6 遍，整个操作 15 ~ 20 分钟，患者感觉酸胀、麻痛，按完即顿感轻松舒适。

配合脊柱调理的前肩及肘部、前臂调理

患者平躺于推拿床上，施术者弓步站立于床侧，同样气沉丹田，重心下沉，以意引气，以气导力，身体整体发力。右手握住患者右手将其前臂抬起，手臂平放于床上，左手以掌根为发力点沿着肩部向前臂按揉一直按揉到肘部。前臂以拿法和点按为主，手掌和手指部位以按揉和捻揉手法为主。

腰骶部及大腿调理

患者俯卧于有呼吸孔的洁净推拿床上。嘱患者放松，施术者平行于患者身体站立，两脚分开与肩同宽，膝盖弯曲，气沉丹田，重心放于两脚之间。沉肩垂肘，两臂自然下垂，以掌根按压于患者腰骶部，以意引气，以气导力，身体整体发力，以掌根为着力点，将力量通过手臂、手腕、掌根传递到患者腰骶部，垂直缓缓加力，直到按压住腰骶部软组织，并通过八髎穴向穴位内部渗透，以患者没有明显不适感为度。

按压住后保持身体持续加力的同时，整体发力传递于掌根，以掌根按压住部位，持续加力的同时向正前方 5 mm 左右前行，整个腰骶部分 6 个部位即可全部按揉到。所有部位按揉 3 ~ 6 次，整个操作 15 ~ 20 分钟，患者感觉酸胀、麻痛，按完即顿感轻松舒适。

臀部推拿，同样让患者俯卧于有呼吸孔的洁净推拿床上，嘱患者放松，施术者平行于患者身体站立，两脚分开与肩同宽，膝盖弯曲，重心下沉，气沉丹田，重心放于两脚之间。沉肩垂肘，两臂自然下垂，双手掌放于患者臀部正上方。

沿着臀部及股骨头投影部位，以意引气，以气导力，身体整体发力，但要掌握好力度，以掌根为着力点，将力量通过手臂、手腕、掌根传递到臀部，垂直缓缓加力，直到按压至深层肌肉并渗透到穴位内部，但没有出现抵抗状态为最佳，即以患者没有难以忍受的疼痛感为度。按压住后保持身体持续加力的同时，沿垂直于作用平面的方向将整体发力传递于掌根，以掌根按压住治疗部位，持续加力的同时向正前方以 5 mm 左右的距离前行，全面按揉整

个臀部和腰骶部。

无须刻意按揉穴位，以整个部位的全面放松及人体自愈力的发挥为根本，以患者感觉舒适的最佳治疗力度为宜，所有部位按揉 3～6 次，整个操作持续 15～20 分钟。调理结束后患者会感觉到轻松舒适、疼痛减轻。

腿部推拿，患者先取仰卧位。操作时施术者弓步站立于床侧，气沉丹田，重心下沉，以意引气，以气导力，身体整体发力，右手握住患者右脚踝部，让其屈膝将大腿朝腹部弯曲。

施术者左前臂平放于患者屈膝后平行于地面的小腿上，身体整体发力，重心下沉的同时将力量传递到按压于患侧小腿的左前臂，按压患者使其屈膝拉伸腰背部。

缓缓按压，每个距离半分钟左右，持续按压 6 次为宜。以同样操作按压左侧，最后将患者双腿同时弯曲，双脚踝交叉，施术者左前臂放于患者两腿上并以整体发力按压住。施术者气沉丹田，重心下沉，以整体力量让患者弯曲的双腿拉伸腰背部，每个距离缓缓进行，以半分钟左右为宜，按压 6 次为最佳。

腿部推拿的俯卧位操作与腰背部掌根按揉一致。施术者两手掌平放于患者大腿及小腿部，以身体整体发力按压住肌束最高点。缓缓发力，以整个腿部全部按揉为宜。腘窝委中穴给予点按 6～9 次，身体整体发力，以意引气，以气导力，力度柔和渗透。

脊柱相关疾病压迫神经引起的膝关节病变调理

腰 4～5 和腰 5～骶 1 椎间盘突出压迫神经根会引起膝关节外侧及小腿疼痛，膝关节内部又无血液供应，随着年龄增长、磨损及激素水平下降，关节退化也比较严重，恢复自愈力是治疗的最佳选择。

功夫推拿是通过调理脊柱和改善膝关节外周的局部血液循环，促进膝关节内体液和润滑液的循环代谢，提升自愈力，让其从根本上最大程度恢复而不是单纯的缓解。

患者仰卧于推拿床上，施术者平行于患者身体站立，两脚分开与肩同宽，膝盖弯曲，重心下沉，气沉丹田，重心放于两脚之间。沉肩垂肘，两臂自然下垂，右手掌平放于患者膝部。

以意引气，以气导力，身体整体发力，以掌根为着力点，将力量通过手臂、手腕、掌根传递到患者膝部。垂直缓缓加力，以按压住部位但没有出现抵抗状态为最佳，即患者没有难以忍受的疼痛感。按压住后保持身体稳定，持续加力的同时，沿整个膝部以紧贴膝部 5 mm 左右的距离缓缓移动按揉。所有部位按揉 3 ~ 6 次，以全面按揉整个膝关节及腘窝为佳。再以髌骨的两个对角为着力点，施术者双手拇指往前后各推按 9 次。再同样推按另两个对角，目的在于松解粘连，扩大髌骨的活动幅度。此手法一定要细心体会手下感觉，以患者可接受的舒适力度操作。

整套动作操作时间 15 ~ 20 分钟，轻柔缓和的力度让患者在感受功夫推拿的同时轻松愉悦地松解粘连，增强膝关节局部血液循环和自愈力。3 次为 1 个疗程，3 个疗程后疼痛等临床症状和功能障碍可整体恢复 60% 左右，疼痛及活动障碍从根本上减轻。

亚健康状态的自愈功法修炼和功夫推拿调理

首次练功需要在功夫推拿师的带领下练习，在安静的不被打扰的室内或室外空间，关闭手机或将手机调至静音，换上练功服。

排除杂念，先观察老师的动作要领，并随时保持有效沟通。在确认理解后，进入自然站立状态。两脚分开与肩同宽，膝盖微曲，含胸拔背，下颌微收，虚灵顶劲。左手自然放松，以内劳宫对准下丹田，右手则以食指引领的扇形立掌放于胸前，将意念放于食指指尖。

重心下沉，气沉丹田，重心放于两脚之间，以意引气，以气导力，以食指引领右手在右前方与水平面呈 45 度的平面上画圈。向远离身体的前方走时以手领肘，向贴近身体的后方行走时以肘带手。

意念始终放于食指指尖，手指始终朝上引领。放松不仅指手臂、手指放松，整个身体都应保持放松状态。练习过程中将意念集中于头、颈、肩、背、腰、髋、腿等部位，保持身体自然和最大程度的放松，做到"松而不懈，静而不僵"，从意识上理解"放松慢练"和"功到自然成"。此过程无须观察老师，只需专注在自己理解的功法修炼即可，由老师随时观察给予引领和指导。

对于初学者，很难做到放空，可以不断在头脑中默念"架正圈圆，放松慢练，划圈时向前走以手领肘，向后走以肘领手"的动作要领，及时修正动作。从颈肩、手臂到腰背、腿脚逐渐放松，感觉到局部僵硬或紧张状态时，可以在保持意念专注的状态下活动一下紧张部位。

随着修炼时间的延长和功力的增长，重心会逐渐下沉，由上身到腰胯，再到膝盖、脚底，同时气也会从膻中穴逐渐下沉至下丹田。

修炼过程中不要刻意追求某种感觉，也不要有任何执念，只需按照正确的动作要领去做即可。若有不舒服的症状第一时间跟老师沟通。不要刻意追求时间，感觉疲惫或心静不下来无法坚持时可稍事休息后继续。一般每次练习以1个小时为佳，之后逐渐增加至2个小时。待练到1个小时以上感觉不到胳膊和肩部劳累，腰背部放松，只是腿部略微吃力，即逐步入门。

四 适 应 证

颈椎病，骶髂关节炎，肩关节周围炎，梨状肌综合征，髋关节滑囊炎，臀上皮神经损伤，髋关节扭伤，股二头肌扭伤，膝关节侧副韧带损伤，腓肠肌痉挛，半月板损伤，肌肉萎缩，膝骨关节炎，坐骨神经痛，急性腰扭伤，腰背神经痛，腰椎小关节紊乱，急慢性风湿、类风湿引起的四肢关节痛以及牵连的肩、背、腰、膝等部的肌肉疼痛，慢性腰肌劳损，腰椎间盘突出症，腰椎骨质增生，第三腰椎横突综合征，关节滑囊肿痛，腰椎滑脱，关节强直。

五 禁 忌 证

严重心脏病、外伤、高血压、皮肤病、白血病、肿瘤、不明原因的疾病等。

六　注意事项

1. 自愈力功夫推拿会以最佳的舒适力度调理，所以不能按照常规推拿的标准要求加大力度。

2. 调理结束后自愈力激发，身体会更加敏感，提示劳累或需要休息，一定要遵医嘱休息。

3. 调理期间必须保持安静状态，不能被打扰，手机调至静音，不能说话，外周环境也必须安静。

七　典型案例

案例一

马某某，女，46 岁，初诊时间为 2008 年 9 月 20 日。患者颈肩疼痛伴随视力下降，去眼科医院检查及更换眼镜后均无明显改善。

【调理过程】

经检查诊断为颈椎病压迫椎动脉引起供血不足，腰背部劳损连带颈椎受力不均衡。

给予颈椎功夫推拿，以 60% 力度调理，每次以 10% 力度增加。3 次调理后增加拿肩井，并俯卧掌揉肩背和脊柱，每个部位 3 次，沿脊柱和膀胱经直到腰骶部。首次调理后患者即感眼睛明亮，3 次后感觉肩背轻松，连续调理 12 次后眼睛无任何不适，视力恢复如前，睡眠质量佳，无早醒，且每次推拿时均三五分钟即可入睡，感觉全身轻松。

案例二

国某某，男，56 岁，初诊时间为 2011 年 10 月 21 日。患者肩背及腰骶部僵硬，拔罐、理疗后不减轻，虽每日练太极拳仍不缓解。

【调理过程】

让患者俯卧于推拿床上，嘱患者放松，施术者平行于患者身体站立，两脚分开与肩同宽，膝盖弯曲，气沉丹田，重心放于两脚之间。沉肩垂肘，两臂自然下垂。首先以掌根按压于腰骶部，以意引气，以气导力，身体整体发力，使热度和力度通过掌根传递到患者腰骶部。垂直缓缓加力，直到按压住腰骶部软组织，并通过八髎穴向穴位内部渗透，按压住后保持身体持续加力。整个腰骶部均以此热度和力度按揉到，每个部位按揉6次，整个操作过程约10分钟。患者感觉酸胀、麻痛，按完即感轻松舒适。沿膀胱经从上向下推按，以承受力度的60%逐渐加至80%，反复推3遍，以疏通膀胱经，激发患者自愈力。以整体身体发力传递至拇指点按委中穴，连续6次。调理后患者感觉身体僵硬状态明显改善。连续调理12次痊愈，随访无不适感。

案例三

田某某，女，35岁，初诊时间为2017年10月16日。患者失眠，烦躁，腰背疼痛，膝关节疼痛。

【调理过程】

患者先取俯卧位，功夫推拿颈椎和腰背，颈椎以60%的力度、腰背以80%的力度调理。然后让患者平躺于推拿床上进行膝关节调理，因其膝关节粘连较轻，遂以意引气，以气导力，身体整体发力，以掌根为着力点，将力量通过手臂、手腕、掌根传递到膝部，垂直缓缓加力，以按压住部位但没有出现抵抗状态的80%力度施术，按压住后保持身体持续加力的同时，沿整个膝部以紧贴膝部5mm左右的距离缓缓移动按揉，所有部位按揉6次，以全面按揉整个膝关节及腘窝为佳。再以双手拇指以髌骨的两个对角为着力点，往前后推按各9次，再同样推按另两个对角，目的在于松解粘连，扩大髌骨的活动幅度。3次调理后患者即感觉心情大好，不再烦躁易怒，睡眠质量明显提升，晚10点准时入睡，早七八点自然醒，膝关节可轻松弯曲，心情也轻松许多，自愈力呈上升趋势。连续调理12次后所有症状消失，患者自觉身体及心理状态恢复至10年前的状态。

张氏脊椎整形复位手法

技术持有人——张跃建

张跃建，生于 1959 年，江苏南通人，张氏脊椎整形复位第 11 代传人。从小跟随祖辈学习脊椎病治疗技术和修炼内功，并综合学习了中医学相关理论知识。现任南通同济门诊部主任，世界中医药学会联合会中医特色诊疗研究专业委员会理事。

一 颈椎治疗手法

第 1 颈椎、第 2 颈椎

适用于寰枢关节失稳（第 1 颈椎、第 2 颈椎）引起的血管性头痛、神经性头痛、三叉神经痛、失眠、健忘、视力模糊、视力下降、眼花、眼干、眼痛等症。

【手法要点】

指间手法缓慢准确，角度适宜，力度不宜过大过猛。

受术者反坐于有靠背的椅子上，手扶椅背，情绪放松。施术者站于受术者对面，用双手对受术者进行头部点穴。从太阳穴开始（图 15-1），逐步点按头维、神庭、前顶、上星、百会、后顶、风池、天容、天窗、肩井等穴位。逐一点穴到位以起到疏经通络、活血化瘀之作用，让颈部的肌肉放松，初步缓解受术者症状。

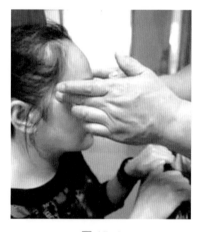

图 15-1

施术者站于受术者身后，左手扶受术者前额，右手对受术者进行寰枢椎旋转整形复位治疗。右手拇指向上按压牵拉头部，对错位处进行牵拉移动，使寰枢椎逐步复位。椎体左右对齐，椎间隙增大后，症状逐渐减轻直至痊愈。

第 3 颈椎、第 4 颈椎

适用于第 3 颈椎或第 4 颈椎错位引起的鼻炎、咽部异物感、吞咽障碍、健忘、目胀、目痛、畏光、类冠心病、耳聋、耳鸣、慢性腹泻等疾病。

【手法要点】

施术者手法要娴熟，用力要得当，耐力要持续，位置要准确，心手一致，精准到位。

受术者反坐于有靠背的椅子上，手扶椅背，精神放松。施术者站于受术者身后，左手扶受术者前额，右手触诊判断受术者的颈椎错位变形位置。确诊第 3 颈椎、第 4 颈椎错位后，再进行整形复位治疗。

施术者站在受术者身后，两脚呈前后小马步，左手固定受术者头部，右手拇指和食指将受术者颈部两侧肌肉从上至下进行放松，为后续整形复位治疗做准备（图 15-2）。

施术者用右手拇指对第 3 颈椎、第 4 颈椎施行复位术。第 3 颈椎、第 4 颈椎所处的位置是颈椎的中上部，要使其恢复至正常序列，需要考虑正常生理曲度。在正对寰枢椎和第 5 颈椎的同时，需考虑正

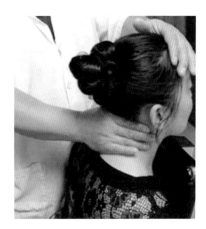

图 15-2

常 35 度 ~ 45 度的曲度值，用右手逐个向前移动复位。治疗中有时会碰到椎关节组织粘连的情况，顺带运用手法把粘连的病理组织尽量松解，以最大程度达到和其他关节同样的弹性及稳定性。

第 5 颈椎

适用于第 5 颈椎错位引起的支气管哮喘、斜颈、心律失常、类冠心病、血压异常、呃逆、自主神经功能紊乱、脑梗死等疾病。

【手法要点】

指间手法缓慢准确，角度适宜，力度不宜过大过猛。

受术者反坐于有靠背的椅子上，手扶椅背，情绪放松，施术者站于受术者背面。复位治疗必须利用第 4 颈椎带动第 5 颈椎复位，向上向前推移颈椎 4 ~ 5 椎间盘处，可以带动错位处向前方整体移动，把下方反弓椎体尽量恢复到正常生理曲度，使其间隙增大，序列较前整齐，压迫逐渐解除后症状方能

消失。

在治疗过程中亦会碰到关节钙化及前纵韧带、黄韧带紧张，或受术者长期处于高度焦虑、紧张、烦躁的负面情绪下导致的肌肉僵硬，通过整形复位治疗后也会逐渐恢复正常。

第 6 颈椎

适用于第 6 颈椎错位引起的肩颈疼痛、上肢酸麻胀痛、上肢肌肉萎缩、胸闷胸痛、抑郁症、失眠、精神失常等症。

【手法要点】

施术者在整形复位时，要用心精细，手感到位，一丝不苟。

受术者反坐于有靠背的椅子上，手扶椅背，情绪放松，施术者站于受术者背面。

第 6 颈椎的复位比上述几个困难，技术要求也高。在对第 6 颈椎整形复位前，先对上面几节颈椎进行理顺性的复位调整，然后从第 5 颈椎开始向前进行推移性复位，再从第 6 颈椎椎体上缘用手向下向前推移式复位。整个过程进展要慢，若遇到关节钙化、肌肉僵硬、关节粘连、前纵韧带弹性降低等情况，则需要逐个解决。最后对颈椎整体序列进行全面疏理，使排列顺序和曲度接近于正常即可。

第 7 颈椎

适用于第 7 颈椎错位、滑脱、突出而导致的眩晕、震颤、肩臂疼痛、手麻等症。

【手法要点】

施术者技术精准，不可影响胸椎稳定性。

受术者反坐于有靠背的椅子上，手扶椅背，情绪放松，施术者站于受术者对面。

第 7 颈椎的整形复位和第 6 颈椎大体相同。当上方颈椎复位后，要复位第 6 颈椎、第 7 颈椎时就要注意手部力度，不要影响胸椎。第 7 颈椎复位时要使用巧力在局部进行。

二 胸椎、腰椎治疗手法

第 1~8 胸椎

第 1 ~ 8 胸椎基本都不易错位，如果有错位也是轻微或局部的，即便是严重的错位也比较容易解决。常见表现以驼背居多，对内脏影响较小。所以第 1 ~ 8 胸椎不需要特别逐一进行解释。

第 9~12 胸椎

适用于第 9 ~ 12 胸椎错位引发的肠易激综合征、消化性溃疡、排尿异常、脊柱侧弯等疾病。

【手法要点】

胸椎与腰椎之间治疗连接要流畅，手法一体化。

受术者俯卧在特定治疗床上，情绪放松，施术者站于受术者一侧。

在整形复位治疗前先检查一下整个脊柱的高、低位椎体（图15-3），再进行操作。

胸椎部分的最高点应在肩胛区左右，往下延伸逐渐低凹与腰椎相连接，最低点

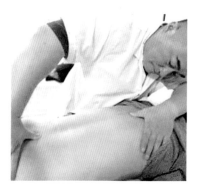

图 15-3

则在腰部。根据此原理，对这一段错位变形部位进行复位使生理弯曲得以恢复，上下线条流畅。

第 1~3 腰椎

适用于第 1 腰椎、第 2 腰椎、第 3 腰椎错位变形引起的肠易激综合征、急性腹痛、腰痛、脊柱侧弯、排尿异常等疾病。

【手法要点】

胸椎与腰椎之间治疗连接要流畅，手法应一体化。

受术者俯卧在特定治疗床上，情绪放松，施术者站于受术者一侧。复位过程受术者体位需配合施术者手法，可手扶支撑物，竖直站立（图 15-4）。

治疗腰椎变形首先要从理顺胸椎变形开始，从上而下逐一复位。第 3 腰椎处是腰椎生理曲度向前最低点。胸椎高度与腰椎低度

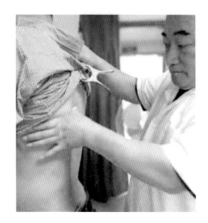

图 15-4

成正比，比例协调才能承受最大重量，人体平衡才处于最佳状态。

第 4 腰椎~第 1 骶椎

适用于第 4 腰椎 ~ 第 1 骶椎错位变形引起的坐骨神经痛，大小便障碍，下腹部胀痛，月经失调，闭经，女性不孕症，男性不育症和性功能障碍，腰椎间盘突出、滑脱，肌肉萎缩，足痛，静脉曲张，下肢瘫痪，股骨头坏死，强直性脊柱炎等疾病。

【手法要点】

整形复位要尽量恢复椎体的生理位置及脊柱生理曲度。

受术者俯卧在特定治疗床上，情绪放松，施术者站于受术者一侧。

治疗可分两步，如果直接复位治疗第 4 腰椎、第 5 腰椎、第 1 骶椎，短时间内仍会复发，因为根本问题没有得到解决。治病寻根，要从下胸椎和上腰椎开始治疗。从胸椎变形的地方开始，复位依次往下，直到腰骶部，根据受术者的生理结构逐一复位到适当的位置。上面椎体的根本问题得到解决，下面的椎体的复位治疗随之进行。复位要从骶部开始，骶椎突出，肉眼可见比腰部高，从此处下手整复治疗，恰到好处。

左手扶住受术者的背部，右手对准骶椎往下按压（图 15-5），重按压多次，骶部逐渐回位，继续施压直到复位。在治疗过程中可能有关节钙化或组织粘连现象，要用弹性复位方法进行治疗。

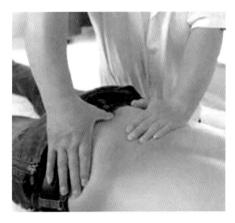

图 15-5

三 禁 忌 证

骨质钙化或骨质疏松，局部皮肤破损，急性传染病，精神病，较重的焦虑、紧张、抑郁症，醉酒，血管瘤，结石，恶性肿瘤，脊髓空洞症，骨结核。

四 注意事项

1. 调理前向受术者详细介绍操作流程，以取得受术者的配合。

2. 调理时根据受术者的病情和体质，选用合适的力度和手法，做到专心致志，手眼并用，尽量使受术者在调理过程中既舒适又能达到调理效果。

3. 调理过程中，受术者注意力集中，配合施术者的调理以提高疗效。

4. 调理以饭后 1 小时为宜，空腹不宜调理。

5. 调理当天不宜剧烈运动，躺、起、坐、卧需按照施术者的要求来操作。

6. 调理结束后或第 2 天，个别受术者会出现局部酸胀或乏力现象，休息几天会自行缓解。

7. 调理以隔日 1 次为宜，若体质较弱也可间隔 2 ～ 3 日。3 次为 1 个疗程，若病情较重需进行下一个疗程调理，需间隔 2 ～ 3 日。

8.调理结束后，交代受术者注意事项及禁忌动作等。

9.注意避风寒，恢复期肩颈部可以佩戴围巾、披肩等衣物。

五　特别说明

颈椎、胸椎、腰椎、骶椎的调理不可局限于局部治疗，四部分为一个整体，调理时需根据各个部位的生理特征，上下照应，必要时可与累及椎体组合调理。

张氏脊柱整形复位疗法经世代相传，受传者均有一定的医学功底，并掌握医学基础理论知识，包括人体解剖学、生理学、病理学、工程学、力学等。此疗法在长期的临床实践中得到完善和发展，全面地运用到人体颈椎、胸椎、腰椎、骶椎疾病治疗之中。

需提醒同行同仁的是，未经正规培训并考试合格者，切不可随意出手尝试，只要一处、一点上稍有疏忽，极易造成严重的医疗事故。手法不熟练，不了如指掌亦不可拿受试者作试。

颈椎周围神经血管丰富，属高危部位，在治疗过程中，一定要全神贯注，一丝不苟，达到"心到、眼到、手到、力到"的境界。影响颈椎疾病发病的原因是多方面的，不但受不良姿态及生活习惯影响，还与精神因素关系密切。大多数人都有不同程度的颈椎病，颈椎病治疗初期也会出现症状反复的现象，调整心态是必不可少的部分。部分患者胸腰椎变形时间久，导致关节钙化、周围组织粘连、韧带弹性差，特别是前纵韧带变紧、变短，可耐心反复治疗，直至粘连组织松动。在治疗过程中遇到难度较大的病例时，不要急于求成。

六　典型案例

案例一

黄某某，女，59岁，初诊日期为2012年8月13日。患者系腰椎间盘突出引起胸椎变形，背部微驼。腰 4 ~ 骶 1 椎间盘突出伴骶椎疼痛，椎间隙狭窄、腰椎生理曲度变直引起坐骨神经痛伴脚趾麻木等症状。

首次治疗 15 分钟后，患者下床即觉疼痛减轻，下肢轻松。随后继续治疗数日，通过整体脊椎序列的调整，胸椎驼背处平缓，腰椎曲度逐渐恢复，腰骶椎疼痛改善，脊柱生理曲度恢复，压迫消除，症状消失，生活及工作恢复正常。

案例二

杭某某，女，30 岁，初诊日期为 2012 年 12 月 3 日。患者因哺乳时姿势不当引起腰椎间盘突出，坐骨神经痛，下肢疼痛，脚底麻木。第 11 ~ 12 胸椎向后变形，腰 4 ~ 骶 1 椎间盘突出。

患者较胖，关节内软组织丰富，关节间隙较小，压迫比常人严重，故治疗周期也相对较长。治疗过程中注意以下两点：一是手法要轻，单次治疗时间要短，该体形容易水肿，故力度应得当；二是患者韧带松弛，稳定性差，治疗过程不宜把关节及韧带过度拉伸，以免影响关节的稳定性。在治疗中要注意胸椎与腰椎间的落差相对均匀，保持稳定。

案例三

顾某，男，46 岁，初诊日期为 2014 年 9 月 15 日。第 9 ~ 12 胸椎以及第 1 ~ 2 腰椎向后变形，腰 4 ~ 骶 1 椎间盘突出，诊断为生理曲度变直伴腰椎间盘突出。

患者曾于医院尝试除手术以外的各种疗法，效果不佳。经触诊检查，患者胸椎、腰椎、骶椎生理曲度消失，缓冲被破坏，多处神经根受压，不能自行行走。经手法调理后，恢复胸椎、腰椎之间正常的生理曲度，椎间隙增大，压迫随之消除，症状随之缓解。

附录

民间中医药是中医继承和创新的源头

中国中医药报 2015年10月23日

作者：刘剑锋

中国中医科学院首席研究员屠呦呦获得2015年度诺贝尔生物学或医学奖，这是中医药送给世界人民的礼物，是中国传统医药获得世界认可的重要标志，也是民间中医药发展的重要推动力。

民间中医药启迪诺奖创新

屠呦呦研究员的研究在遇到困难的时候，受东晋葛洪《肘后备急方》里的"又方青蒿一握以水二升渍绞取汁尽服之"17个字启发，其中记述的"绞汁"方法不同于传统中药"水煎"的方法，她由此领悟到"水煎"之法可能会因为高温破坏青蒿中的有效成分。

据此，她"改用低沸点溶剂，果然药效明显提高"。经过反复试验，最终分离获得的第191号青蒿提取物样品，显示出对疟原虫100%抑制率的令人惊喜的结果，经过后续的系列研究，最终让全球每年几百万人受益。

我们来看下《肘后备急方》及其作者的情况：葛洪（284—364）为东晋道教学者、著名炼丹家、医药学家，字稚川，自号抱朴子，汉族，晋丹阳郡句容（今江苏句容县）人。三国方士葛玄之侄孙，世称小仙翁。他曾受封为关内侯，后隐居罗浮山炼丹。著有《肘后备急方》《抱朴子》等。

葛洪本身是道士出身，精晓医学和药物学，主张道士兼修医术，"古之初为道者，莫不兼修医术，以救近祸焉"，认为修道者如不兼习医术，一旦"病痛及己"，便"无以攻疗"，不仅不能长生成仙，甚至连自己的性命也难保住。

《肘后备急方》共8卷，70篇，书名的意思是可以常常备在肘后（带在身边）的应急书，是应当随身常备的实用书籍，是从原著《玉函方》（共100卷）中，摘录出8卷，供急救医疗，主要由实用有效的单验方及简要手法、灸法等汇编而成。

《肘后备急方》中收载了多种疾病，其中有很多是珍贵的医学资料。这部书上描写的天花症状，以及其中对于天花的危险性、传染性的描述，都是世界上对天花最早的记载，而且描述得十分精确。书中还提到了结核病的主要症状，并提出了结核病"死后复传及旁人"的特性，还涉及了肠结核、骨关节结核等多种疾病，可以说其论述的完备性并不亚于现代医学。书中还记载了被疯狗咬过后用疯狗的脑子涂在伤口上治疗的方法，该方法比狂犬疫苗的使用更快捷，而且有效，从道理上讲，也是惊人的相似。另外，对于流行病、传染病，书中更是提出了"疠气"的概念，认为这决不是所谓的鬼神作祟，这种科学的认识方法在当今来讲，也是十分有见地的。书中对于恙虫病、疥虫病之类的寄生虫病的描述，也是世界医学史上出现时间最早、叙述最准确的。

葛洪及其著作从现在来看，都属民间中医药范畴。民间中医药是指中医药"非官方"的部分，一切非官方的中医药相关人员，非官方设立的中医药机构（包括医疗、科研、临床、产业、文化等中医药机构），没有被官方承认、推广、使用的中医药技术，均属民间中医药范畴。以师承、家传、自学或久病成医等中医传统模式学习中医，能够运用中医传统技术服务于人类健康的公民，称为民间中医。从身份来看，葛洪是一个道士，研究医药主要是为了修道，自然属民间中医的范畴。其《肘后备急方》所载内容，不是以官方推荐使用的《伤寒论》的经方为内容，而是以单方验方为主，技术内容也是民间中医药范畴。

由此个例来看，民间中医药是诺贝尔奖创新的源头。

民间中医药是中医发展土壤

国际上另一个公认度较高的用砒霜的提取物三氧化二砷治疗急性粒细胞性白血病也是来自于民间的实践，被认为是奠基人的张亭栋教授于2015年9月获得了"求是杰出科学家奖"。

其经过是这样，最早在二十世纪六七十年代开展"巡回医疗"工作中，哈尔滨医科大学第一附属医院的药师韩太云从姓刘的民间中医得知用砒霜、轻粉（氯化亚汞）和蟾酥等治疗淋巴结核和癌症的民间验方。1971年3月，韩太云将它们改制成水针剂，称"713"或"癌灵"注射液，通过肌内注射，对某些肿瘤病例见效，曾在当地风行一时，但因毒性太大而放弃。

哈尔滨医科大学附属第一医院中医科的张亭栋与韩太云合作继续此项研究工作。1972年后，张亭栋等人一方面主要集中研究白血病，而不是无选择地应用于很多疾病，另一方面他们分别检测"癌灵"的组分，发现只要有砒霜就有效，而轻粉会带来肾脏毒性、蟾酥带来升高血压的不良反应，后两者无治疗作用。

不仅是国际上公认度较高的两个成果来自民间中医，现代中医被公认的成果也大多来自于民间中医药，如云南白药、三九胃泰、季德胜蛇药、小夹板固定治疗骨折、手法腰椎间盘复位、黄氏医圈、气色形态手诊乃至王老吉凉茶等等，都是弘扬民间医药所取得的成果。近现代的中医教育当初完全是政府从民间遴选优秀的中医来举办大学、带博士；首批的30位国医大师，全部有民间中医的经历，80%以上为师徒或家传培养，而非现代的中医院校教育。

现代中医药是在不断汲取民间中医药滋养的过程中成熟发展起来的。中医的历史也几乎是民间中医药的发展史，神农尝百草日遇七十毒是对中医中药来自民间实践的形象写照。历史上闻名遐迩、流传至今的医学大家，如扁鹊、华佗、张仲景、孙思邈、李时珍以及温病学派代表人物叶桂等无一不是来自于民间，成才于民间的。

历代著名医书也大多非官方修撰，经方鼻祖、医圣张仲景，10岁左右时，拜同郡医生张伯祖为师，学习医术。他除了"勤求古训"，还"博采众方"，广泛搜集古今治病的有效方药，民间验方也尽力搜集。他对民间喜用针刺、灸烙、温熨、药摩、坐药、洗浴、润导、浸足、灌耳、吹耳、舌下含药等多种具体治法都一一加以研究，广集资料。经过几十年的奋斗，张仲景收集了大量资料，包括他个人在临床实践中的经验，写出了《伤寒杂病论》十六卷（又名《伤寒卒病论》）。这部著作在公元205年左右写成，起初也仅在江南民间医生中流传，而非官方医药局。到了晋代，御医王叔和加以整理。到了宋代，经过皇家翰林学士的校检，逐渐分为《伤寒论》和《金匮要略》二书，使张仲景的学说更具系统性、逻辑性，著作才开始上官方医药局，并流传到邻国日本和朝鲜。历经金、元、明、清诸医家的实践和勘误，使张仲景的理论和药方与辨证论治变化更具临床操作性和精确性，从而使张仲景的药方成为后世学习中医的必读，逐渐成为中医主流"经方"。

显然，医圣是以师承这一中医几千年的传承方式进行学习，著作内容广泛收集采纳了民间的实践，其著作也是先在民间流传，由民间到官方，经方来自民间。医圣本人，显然是以师承为主要学习形式的民间中医。

药王孙思邈，公元581年出生于一个贫穷农民的家庭。他从小就聪明过人，受到老师的器重，长大后开始爱好道家学说。由于当时社会动荡，孙思邈隐居陕西境内的秦岭太白山中，并渐渐获得了很高的声名。当时的朝廷下令征孙思邈为国子监博士，被他拒绝了。孙思邈在太白山研究道教经典，探索养生术，同时也博览众家医书，研究古人医疗方剂。为了解中草药的特性，他走遍了深山老林，还很重视民间的医疗经验，不断积累走访，及时记录下来，终于完成了他的不朽著作《千金要方》。

从以上事实不难看出：中医药来自民间，民间的实践是中医药产生、发展、壮大的土壤，这是一个基本的事实和规律。我们今天要想很好地发展中医药事业，干好中医药工作，无论是继承还是创新，都不能忽视民间中医药这一中医药的源头，应当正本清源，认识到民间中医药的重要性，重视民间中医药工作。

民间特色诊疗技术应被充分挖掘

中国中医药报 2015 年 10 月 26 日

作者：刘剑锋

国务院今年连续下发了两个有关中医药的文件《中医药健康服务发展规划（2015 — 2020 年）》和《中药材保护和发展规划（2015 — 2020 年）》。由此可见，国家和社会对中医寄予厚望，在《中医药健康服务发展规划（2015 — 2020 年）》中明确指出"中医药健康服务主要包括中医药养生、保健、医疗、康复服务，涉及健康养老、中医药文化、健康旅游等相关服务"。

随着医学重心的前移，治疗向预防转变，人们健康意识的提高，老龄化社会的到来，现代医学引起的医源性和药源性疾病的增多，传统上以医疗和康复为主要内容的基本医疗服务，已经不能满足社会需求，中医在此领域有明显优势。在国家中医药管理局立项支持下，于 2009 年立项的"10 种中医养生保健技术操作规范"由我担任课题组长，并于 2010 年发布实施，之后又发布了 8 种，这些标准以中医非药物诊疗方法为主，主要包括拔罐、刮痧、气色形态手诊、头肩背手足不同部位的保健按摩、足浴、药浴、藏药浴、艾灸等。这些标准的颁布一定程度上满足了社会需求，提升了中医药在养生保健领域的服务能力，但面对强大的社会需求，仍是杯水车薪。

民间中医药能更好地满足社会需求

中国的传统医学，简称中医，从技术层面主要由三个部分组成：一是以四大经典、辨证论治、理法方药为主的体系，一直是中医历史和现在的"主流"体系，在我国目前政府举办的医疗、教育、科研、产业、文化等机构中占有主导地位；二是民间中医药，不以经典为依据或不在中医经典理论指导下，以自身生产、生活实践为基础，以单方、验方、独特手法以及相应器具为主，对应病或症状，往往不辨证论治，但疗效确切，常常让人称奇；三是民族医学，中国其他55个兄弟民族大多有自己的传统医学，各有理论和方法，丰富多彩，为维护本民族的健康做出了贡献。从民间中医药概念来看，民族医学除藏、蒙、维等医学外，其余属民间医学范畴。

新中国成立60多年来，一方面国家对中医前所未有的重视，成立了副部级的国家中医药管理局，建立了大学、研究院，每县都有中医院和民族医院；另一方面，从技术层面看，望、闻、问、切，形成的事实是：百姓看病先伸手摸脉；治疗有导引、按跷、针灸、药物，药物内服外用，内服40多种剂型，几乎只有汤药，从传统中医技术层面已经是本末倒置，传统第四位，现在第一位，服务内容单一。

随着医学关口的前移，"治未病"理念被越来越多的人认可，人们对健康需求，特别是养生养老需求的提高，单纯依靠传统主流辨证论治、理法方药体系的中医药的服务能力远远不够。现在的情况是：辨证论治，服务内容单一，原有的简、便、廉、验优势与现代西医西药相比，变得不明显，造就了现在中医服务能力的下降，甚至在各大中医院中，尤其是中医病房中，"中医"的比重明显下降，辨证论治体系不能满足社会需求。

打造大中医健康服务业，关键是技术和供给。因为现有的技术和服务不能满足社会需求，这也是导致相信中医的公众有70%以上，而使用中医的不到20%、首选中医更少的主要原因之一。在此情况下，中医路在何方呢？这其中仍有成功的经验可以借鉴：中医的技术资源，民间有着丰富多彩的中医特色诊疗技术，我们熟悉的小夹板固定、手法腰椎间盘复位等方法，极大地增强了中医的竞争力和服务能力。

由于生活环境的变化，颈、肩、腰、腿疼痛，疲劳、睡眠不好等人数众多，这些人大多希望寻求更好的安全、有效、舒适的非药物方法。面对社会需求，提升中医药服务能力，挖掘符合社会需求的中医技术，可以到民间、民族医药中去找寻有特色的中医特色诊疗技术。

特色诊疗技术让中医药具备更强大服务能力

中医特色诊疗技术是中医生存和发展的基础，广义的中医特色诊疗技术是指中医本身具有的，与现代西医学有明显区别的，带有自身特点的中医诊断和治疗技术。如中医的脉诊，可以诊断许多疾病，西医摸脉用来看心跳次数；中医正骨通过手法复位，痛苦少，费用低，患者生活质量高，这些中医特色诊疗技术显然是与现代医学有明显区别的特殊技术，是中医核心竞争力的主要体现。

狭义的中医特色诊疗技术是相对中医主流辨证论治体系来说有明显区别的诊断和治疗技术，或者说现在教科书上没有收录的诊断和治疗技术，主要包括特殊的非药物诊断和治疗方法，单方、验方以及药物外治疗法等。这些技术是根植于丰富的中华文化（包括各民族文化）的土壤中，以人的实践体验为基础的特色技术。如耳诊、手诊、现代脉诊、脊背罐诊等，经典没有记载，但实践证明有较大诊断价值，如耳诊、手诊、现代脉诊，可以快速、准确地诊断出疾病，大大提高了中医的服务能力和竞争力；还有很多特殊的典籍和教科书中没有记载的针刺、艾灸、拔罐、刮痧等方法，实践证明行之有效。

抢救、挖掘、保护、整理、研究、推广这些中医特色诊疗技术，无疑会使中医药具有更强大的服务能力，提升中医核心竞争力。笔者亲眼看见许多民间手法，效如桴鼓。可惜，由于技术持有人大多年事已高，加上复杂的文化等原因，我们眼睁睁地看着不少技术消亡。

因此，打造中医健康服务业，全面提升中医药健康服务能力，挖掘研究民间中医药特色诊疗技术是必由之路！

学院派中医应与民间中医取长补短

中国中医药报　2015 年 10 月 29 日

作者：刘剑锋

　　新中国成立以来，经过 60 多年的发展，中医队伍主要由两部分人组成。院校教育出来的中医，一般称为学院派，是现在中医的主流，优势是接受了系统的理论教育，专科、本科、硕士、博士、博士后，几年甚至 10 多年，进行了系统的理论学习，文化水平高，研究能力强，不足之处是一部分人由于一系列原因，实践能力相对较弱。以师承、家传、自学或久病成医等中医传统模式学习中医的民间中医，称民间派，能够生存下来的大多都有一技之长，不足之处是文化水平偏低，研究能力不够。

　　中医历史上一个常见的现象：往往只讲述有效病例，我们的中医医案历史上鲜有失败病例，这不是事实！事实是很多问题中医一样解决不了，一部分能治好，也会治不好，甚至治死。仅仅讲治好的，治坏、治死的不说，这也是中医给人爱吹嘘印象的原因之一。由于历史原因，我们不能强求古人，但对于现在的民间中医队伍来说，需提高自身文化和科技素养，才能更好地发展。

　　世界卫生组织认为，传统医学被人们认可是对其临床效果的肯定，其中的关键在于研究方法的科学性和合理性。历史和实践证明，中医要发展，取得公认的成果，只有学院和民间结合，取长补短，才能进一步推动中医发展。国际上公认的青蒿提取物青蒿素治疗疟疾、砒霜提取物三氧化二砷治疗白血病是最好的证明。历史和实践证明：中医的两支队伍，只有团结协作，取长补短，打破中医历史上的门户之见，打破文人相轻、秘而不传的陋习，中医才能健康发展！

笔者几乎跑遍了国内 31 个省市，发现即使在现有政策下，许多有真才实学的民间中医生活并不艰难，很多比我们这些体制内的专家、教授要好！当地的卫生管理者经常带我去调研，他们说：我们的不少患者，官方医疗机构束手无策，民间中医治好啦！所以，技术是关键！医学的终极目的，是安全有效地解决医疗保健问题，谁能解决好，社会就会最终选择谁！

青蒿素，这一传统医学送给世界的礼物，让屠呦呦研究员获得了今年的诺贝尔奖。据了解，屠呦呦在研究上遇到困难的时候，受东晋葛洪《肘后备急方》里的"又方青蒿一握以水二升渍绞取汁尽服之"17 个字的启发，领悟到"水煎"之法可能会因为高温破坏青蒿中的有效成分。据此，她"改用低沸点溶剂，果然药效明显提高"。经过反复试验，最终分离获得的第 191 号青蒿提取物样品，显示出对疟原虫 100% 抑制率的令人惊喜的结果，经过后续的系列研究，最终让全球几百万人受益。

在二十世纪六七十年代巡回医疗时，哈尔滨医科大学附属第一医院的药师韩太云从姓刘的民间中医那里得知用砒霜、轻粉（氯化亚汞）和蟾酥等可以治疗淋巴结核和癌症。1971 年 3 月，韩太云将它们改制成水针剂，称"713"或"癌灵"注射液，通过肌内注射，对某些肿瘤病例见效，曾在当地风行一时，但因毒性太大而放弃。哈尔滨医科大学附属第一医院中医科的张亭栋与韩太云合作继续此项研究工作。1972 年后，张亭栋等筛选发现合剂中只要有砒霜就有效，而轻粉会带来肾脏毒性、蟾酥会带来升高血压的不良反应，并无治疗作用。后来的研究者终于发现从砒霜中提炼出三氧化二砷用于治疗急性早幼粒细胞白血病效果非常好。如果没有后续的进一步研究，青蒿抗疟仅仅是一个记载而已，砒霜、轻粉和蟾酥等也仅仅是一个民间的中医验方，一个研究方法，可以改变整个世界。朱熹有《观书有感》一诗："半亩方塘一鉴开，天光云影共徘徊；问渠那得清如许，为有源头活水来。"

民间中医药是中医的源头活水，这是基本的事实，我们谈中医药的继承和创新，都离不开民间中医药的实践；同时，我们也应该清醒地认识到，从源头活水，到供人可以饮用的矿泉水，还需要进一步研究，需要按照时代要求，化验、试用、审批等，才能上市；古老的中医药是伟大的宝库，如果想更好地服务人类，必须研究、总结、提高，才能更好地服务社会。

因此，历史和实践证明：在安全有效的基本标准下，用学院派掌握的先进技术和方法，对民间的经初步实践证明有效的中医技术进行研究，才能实现中医的继承和创新，发展中医，提升中医药服务能力。

民间中医特色诊疗技术整理研究启动

中国中医药报　2014 年 6 月 12 日

记者：魏　敏

2014 年 6 月 11 日，中国中医科学院首个"民间中医特色诊疗技术整理研究"课题在京启动，该课题由中国中医科学院民间传统医药研究室牵头，旨在借助国家级科研力量和平台，深入抢救、发掘、保护、研究中医药民间特色诊疗技术。

课题负责人刘剑锋介绍，该课题以非药物疗法为主要方向，用学院派科研力量研究民间中医特色诊疗技术，用现代研究方法使民间中医药特色诊疗技术落脚在"疗效"上，让确有疗效的民间中医药特色诊疗技术尽可能地揭示其科学内涵。

课题初步筛选采用小样本选样，申报中医特色诊疗技术信息时，对每个技术抽取 30 ～ 50 例小样本进行效果验证。同时，围绕申报项目，通过"百度"搜索基本信息和"中国知网"查询专业信息，没有文献详细记载的方法可入选。研究内容上，将对诊疗技术的操作环节、要点、注意事项、禁忌证等内容进行文字描述。

国家中医药管理局原副局长李大宁提出，民间中医药的开发重点应当放在民营医疗机构，科研设计应重点挖掘有中医特色的传统技术方法，收集大量病历及临床观察资料，必要时做实验支持。他建议，先梳理民间中医特色诊疗技术的源脉、特点，优化诊疗操作程序，注重临床疗效评价。

今年 3 月，国家中医药管理局科技司组织开展中医药传统知识调查工作，重点针对分布在基层、民间的中医药传统知识进行抢救性调查、挖掘和整理，全面掌握中医药传统知识资源状况，为制定中医药传统知识保护名录、建立中医药传统知识保护专门制度奠定基础。目前，该项工作在全国31个省、市、自治区同时铺开，并下设6个分中心，部分中心已对骨干技术人员开展了培训。

民间中医特色诊疗技术整理
研究课题在京启动

中国日报网　2014年6月14日

作者：刘　杰　责任编辑：苏　蒙

　　2014年6月11日上午在北京齐鲁饭店成功举办了"民间中医特色诊疗技术整理研究"课题启动新闻发布会。该课题由中央级公益性科研经费资助，由中国中医科学院民间传统医药研究室主任刘剑锋教授担任课题组负责人，是中国中医科学院建院以来第一个挖掘、整理、研究、推广民间中医特色诊疗技术的国家立项课题！该课题的启动与实施得到国家政策扶持，得到国家级科研力量及平台帮助，得到顶尖级管理团队指导。课题旨在选拔研究民间中医确有效果的特色诊疗技术，提升中医技术惠及大众的服务能力！

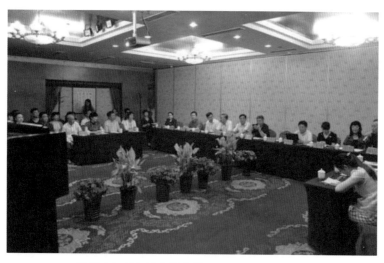

民间中医特色诊疗技术整理研究课题启动现场

　　启动仪式由中国医史文献研究所所长柳长华主持，出席此次活动的有国家中医药管理局直属机关党委常务副书记张为佳，中国中医科学院党委常务副书记王炼，中国中医科学院中医药发展研究中心常务副主任陈珞珈，中国民间中医医药研究开发协会会长沈志祥，中国民间中医医药研究开发协会国际针灸合作委员会会长李津丽等领导，专家学者以及民间中医人士和媒体。

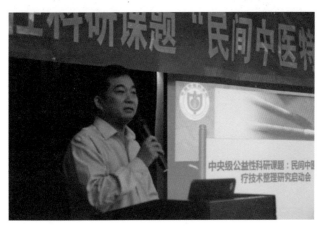

中国中医科学院民间传统医药研究室主任刘剑锋教授

　　刘剑锋指出，民间中医药作为中医药的重要组成部分，挖掘、整理民间中医特色诊疗技术对于打开整个中华文明的宝库都有着重要的意义，而由于历史、文化、管理等原因，这些技术的持有人往往仅停留在操作层面，相关的历史、理论以及方法的规范操作等无法进行深入研究，加上"技不外露""传子不传女""教会徒弟饿死师傅"等传统因素影响，严重制约了这些宝贵方法的传承和发展，导致许多方法濒临消亡，挖掘、整理、验证、推广、保护工作迫在眉睫。因此，重视民间、民族医药这支中医药队伍的保护和管理，发挥这支中医药队伍的力量，抢救、挖掘、整理、保护、推广其中确有疗效的中医特色诊疗技术，是全面提高中医药的服务能力不可或缺的。

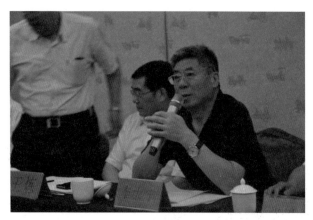

国家中医药管理局原副局长李大宁

国家中医药管理局原副局长李大宁提出，民间医药的定位是散在民间有价值的、尚未但需要挖掘整理的中医药特色诊疗技术。民间中医药的开发重点应当放在民营医疗机构，课题组各项研究工作必须在医务人员的指导下，在研究方案论证下进行，做到谨慎严谨。科研设计应重点挖掘有中医特色的传统技术方法，收集大量病历及临床观察资料，必要时做实验支持。他建议，先梳理民间中医特色诊疗技术的源脉、特点，优化诊疗操作程序，注重临床疗效评价。

许多深受民众欢迎的方法技术深藏民间，由于缺少顶层设计与发展规划、政府支持不够或秘而不传等因素，没有全面系统地专项研究，部分行之有效的中医药诊疗技术、方法濒于失传。

据了解，本课题旨在用学院派的科研力量来研究民间中医特色诊疗技术，优势互补，用现代研究方法使得民间中医药特色诊疗技术落脚在"疗效"二字上，使确有疗效的民间中医药特色诊疗技术尽可能地揭示其科学内涵，并得以绵延保存，整合各方资源，团结各方力量，抢救、挖掘、整理、研究、推广濒临消亡的民间中医特色诊疗技术，促进整个中医学的发展和创新，提高中医药的服务能力，丰富中华文明的宝库，使中医梦更强大，中国梦更强大，让中医药更好地服务人类健康。

中央级公益性科研经费资助民间中医技术研究

科技日报 2014 年 6 月 19 日 第 9 版

记者：吴红月

"民间中医特色诊疗技术整理研究"启动会现场

2014 年 6 月 11 日，"民间中医特色诊疗技术整理研究"课题正式启动。该课题由中央级公益性科研经费资助，由中国中医科学院民间传统医药研究室主任刘剑锋教授担任课题组负责人，是中国中医科学院建院以来第一个挖掘、整理、研究、推广民间中医特色诊疗技术的国家立项课题。刘剑锋告诉科技日报社记者，该课题的启动与实施得到国家政策扶持，得到国家级科研力量及平台帮助，得到顶尖级管理团队指导，旨在选拔研究民间中医确有效果的特色诊疗技术，提升中医技术惠及大众的服务能力。

民间中医是指民间中医药的人员部分，通过师承、家传、自学等为主要形式学习和掌握中医技术，能够运用中医诊疗技术服务于社会的公民。历代著名的医家如华佗、扁鹊、孙思邈、李时珍等均是民间医生，现代的第一批国医大师也均是师承、家传或自学的民间医生，理论和药方与辨证论治变化更具临床操作性和精确性。

据介绍，广义的中医特色诊疗技术是指中医本身具有的与现代西医学有明显区别的带有自身特点的中医诊断和治疗技术。如中医的脉诊，可以诊断许多疾病，西医只是用来看心跳次数；中医针刺即可达到治疗目的，西医只是给药的一个手段；中医正骨通过手法复位，痛苦少，费用低，患者生活质量高，这些中医特色诊疗技术显然是与现代医学有明显区别的特殊技术，是中医核心竞争力的主要体现。

　　狭义的中医特色诊疗技术是相对中医主流辨证论治体系而言有明显区别的诊断和治疗技术，或者说现在教科书上没有使用的诊断和治疗技术，主要包括单方、验方以及药物外治的药物疗法，以及特殊的非药物的诊断和治疗方法。这些技术是根植于丰富的中华文化（包括各民族文化）的土壤中，以人的实践体验为基础的特色技术。如耳诊、手诊、现代脉诊、脊背罐诊等，经典没有记载，但实践证明有较大诊断价值，可大大提高中医的服务能力和竞争力；还有各种教科书上没有的手法，其疗效往往很好。刘剑锋说："我亲眼看见许多民间手法，治疗效果经常会使人目瞪口呆，可惜，由于技术持有人大多年事已高，我们眼睁睁地看着不少技术消亡，这是中医的宝贵财产，也正是此次课题需要挖掘和研究的目标。"

　　很多特殊的典籍和教科书上没有记载的针刺、艾灸、拔罐、刮痧等方法，实践证明行之有效。抢救、挖掘、保护、整理、研究、推广这些中医特色诊疗技术，无疑会使中医药具有更强大的服务能力，提升中医核心竞争力。

　　专家们指出，中医本来就来自民间，从历史来看，中医从唐代开始才有民间官方之分。新中国成立后，国家在对医疗行为规范过程中，逐渐分化成院校派、民间派。"赤脚医生""乡村医生"是我国特有的并且一直存在的现象，散落在民间，具有鲜明特色的诊疗技术还十分多，因此，课题的挖掘整理意义尤为突出。专家建议，在整理过程中应从技术规范入手，强调保证诊疗技术安全有效，并注重完善标准化建设。

"这种损失，是整个国家的"

——从一位民间中医故去说起

人民政协报 2015 年 9 月 23 日 第 5 版

作者：刘喜梅

采访中国中医科学院刘剑锋教授时，他要求先讲述一个关于民间中医的故事。

民间中医也有"独门绝学"

那是在 2010 年秋天，刘剑锋接到老家一位程姓朋友的电话，请他到北京香山的杏林苑来一趟，以帮忙鉴定一下他们所找的民间中医的水平。

原来，这位肥胖的程先生身患严重的腰椎间盘突出症，不能坐立已经 4 个月有余，卧床也需要两人搀扶。在当地省中医院医治无效又分别转诊到北京的两家大医院，均效果不佳。无奈之下，程先生抱着试试看的态度经人介绍找到一位民间老中医。虽然决定试试，但程先生对该中医的"能耐"还是半信半疑。所以，把同为中医的刘剑锋找来验证一下，该民间中医究竟是有"独门绝学"还是江湖骗子。

其实，这位杜姓老中医是一位部队退休干部，行医并不是他的主要工作，只是年轻时他曾跟随一位民间中医学习过系统的中医手法治疗，在治疗颈椎病、腰椎间盘突出症等方面效果显著，他还因此做过第四军医大学的工农兵学员。

作为中国中医科学院的干部特需门诊专家，刘剑锋行医多年，对中医的各种疗法也大都有所耳闻。不过杜老为程先生施行的按摩治疗手法，他以前从未见过。半小时后，程先生自我感觉良好，要求站起来试试，无碍。于是跟大家同坐一桌吃饭，饭后又散步一个小时，也没问题。又经两次巩固之后，程先生的病症已经基本痊愈。杜老告诉刘剑锋，如果骨头没有损伤，像程先生这样的疾病三次手法治疗就能基本痊愈。

感叹于杜老手法治疗的神奇，20几天后，刘剑锋与杜老相约，带几位腰椎间盘突出症的患者前往杜老家中请他会诊。约定的时间是下午五点半，结果五点钟赶到杜老家的小区时，从杜老老伴的电话中得知，杜老已于半小时前突发心肌梗死去世。

多项中医技术和手法濒临失传

杜老的离世，让刘剑锋很受打击。杜老师承民间中医，他没有专业行医，也没有将自己的医术传于后人。他的离去，就代表着又一种中国民间中医技术的消失，这种损失，是整个国家的。

更让刘剑锋焦虑的是，这种悲剧，每年都在重复上演。刘剑锋的另一个身份，是中国中医科学院中国医史文献所民间传统医药研究室主任，因而挖掘并保护民间中医，也是他行医20余年来一直在专注的事情。对刘剑锋而言，对民间传统医药尤其是传统中医的挖掘和保护已经到了"时不我待"的地步。

"民间中医药是中医药的重要组成部分，在一定程度上可以说是中医药产生和发展的源头。比如我们熟知且在国际上认可度较高，用于治疗白血病的三氧化二砷中医药，以及云南白药、片仔癀、三九胃泰等中医药均出自民间。但近些年由于保护不善，中医药的特色诊疗技术、方法都濒临着失传。"刘剑锋遗憾地向记者表示。

"中医药源自民间，中医药的许多理论和知识是在民间积累起来的，然后才从民间逐步走向殿堂、走向课堂、走向院所。所以我们的当务之急，就是尽快到民间去搜集这些即将失传的民间医药知识和技术，然后加以总结和利用。"刘剑锋如此呼吁。其实，不只是刘剑锋持有这样的观点，2012年11月，国家中医药管理局局长王国强在中国医史文献所成立30周年大会上也曾指出，一定要重视民间医药的调查研究、抢救挖掘。不要因为我们穿上皮鞋就忘记穿草鞋的了，别忘了我们也是穿着草鞋走过来的。

"但是目前我们对民间中医及其知识、文献的整理、筛选做得远远不够。"据刘剑锋介绍，新中国刚成立时，我国居民每万人拥有 6 名中医师，而现在这个数据缩小了一半，变为了 3/10000。"这固然和增加了不少西医有关，但更重要的原因其实是由于国家层面对中医西化的管理，这其中又以 1999 年开始实施的执业医师法为拐点。"

执业医师法的实施成为拐点，是因为在我国民间中医师几乎无外乎依靠师承、家传、自学（包括久病成医）这几种途径，不管是哪种途径，没有经过系统的医学院教育的民间中医们，要通过标准化的执业医师资格考试的可能性都微乎其微。而没有执业医师证书的中医们要继续行医，就是非法行医，一大批民间中医师因此陷入发展的绝境。

"需要说明的是，指出执业医师法的实施给民间中医发展带来的困境，并不是否认国家的执业医师制度，而是希望国家在政策层面能对民间中医做适度的倾斜，根据中国中医师的实际发展状况制定一些可以操作的执业标准。毕竟，历史上千百年的时间都是这些民间中医在守护着中国人的健康。"刘剑锋如此建议，多年来他也一直如此呼吁，并获得了国家层面的支持。

提升中医核心竞争力的重要手段

2011 年 5 月，中国中医科学院的"民间中医特色诊疗技术整理研究"课题正式启动，这是中国中医科学院历史上第一个有关民间中医药的国家立项课题。该课题旨在通过调研，收集民间中医药的特色诊疗技术与方药，从而逐步开展系统的民间中医药整理研究和推广工作。课题的负责人，正是刘剑锋。

"为什么要做这个课题呢，因为特色诊疗技术是中医核心竞争力的主要体现。比如中医诊脉，可以诊断许多疾病，西医只是用来看心跳次数；中医针刺即可达到治疗目的，西医扎针只是给药的一个手段。再比如医书经典上没有记载的手诊、耳诊等诊疗手段，实践却证明其有较大的诊断价值，疗效经常会使人目瞪口呆；很多特殊典籍和教科书上没有的针刺、艾灸、拔罐、刮痧等方法，在社会实践中也行之有效。我认为，如果能够将这些中医特色诊疗技术挖掘、整理、研究和推广，将会大大增强中医的核心竞争力，提升中医药的服务能力。"刘剑锋强调。

这也是一个让刘剑锋骄傲且倍感欣慰的课题。自课题启动至今，由全国各县卫生局上报的特色诊疗项目已经有 5000 余个，下一步课题组将对这些项目分门别类地做进一步的挖掘和整理。

"如果我们能够将这些特色诊疗项目整理出来 50 个加以传承推广，对于国人的健康而言都是莫大的贡献。这些手段一般是非药物、无侵入的治疗方式，其安全、有效、经济、舒适，优势是不是显而易见？"刘剑锋反问记者。

不过刘剑锋多少还是有些遗憾，"仅仅凭借一两个课题对民间中医的挖掘和保护所能承载的力量终究还是杯水车薪，民间中医毕竟是属于国家的财富，它还需要更多人关注和了解，尤其是国家层面更多渠道和更大力度的支持。"